康复推拿学

主　审　李江山　李铁浪

主　编　彭　亮

天津出版传媒集团

天津科技翻译出版有限公司

图书在版编目(CIP)数据

康复推拿学 / 彭亮主编. —天津 : 天津科技翻译
出版有限公司, 2023.2
ISBN 978-7-5433-4283-5

Ⅰ.①康… Ⅱ.①彭… Ⅲ.①推拿 Ⅳ.①R244.1

中国版本图书馆 CIP 数据核字(2022)第 177969 号

康复推拿学

KANGFU TUINAXUE

出　　版：天津科技翻译出版有限公司
出 版 人：刘子媛
地　　址：天津市南开区白堤路 244 号
邮政编码：300192
电　　话：(022)87894896
传　　真：(022)87893237
网　　址：www.tsttpc.com
印　　刷：天津新华印务有限公司
发　　行：全国新华书店
版本记录：787mm×1092mm　16 开本　8 印张　180 千字
　　　　　2023 年 2 月第 1 版　2023 年 2 月第 1 次印刷
　　　　　定价：68.00 元

(如发现印装问题,可与出版社调换)

编者名单

主　审　李江山　李铁浪

主　编　彭　亮

副主编　姚　斐　王继红　吴云川　刘玉超　陈楚淘　曾序求

编　委　(按姓氏笔画排序)

于　隽　王久玉　王兰兰　王继红　王德军　艾　坤

卢　园　刘小卫　刘玉超　阮　磊　孙梦龙　李　武

杨　舟　吴云川　陈海南　陈楚淘　胡以仁　段苗苗

姚　斐　袁　帅　黄　博　彭　亮　葛君芸　曾　理

曾序求　薛惠天

前　言

　　中医推拿按摩疗法已经存在了几千年,而仅有数百年历史的康复医学则相对年轻了许多。但对于学习者而言,这两个学科都是伟岸的巨人,哪怕经过数年学习和钻研的专业人士,也难以掌握全面,更难以融会贯通。

　　湖南地处中国中南部,其推拿学科学术源自海派,包括湖南推拿的几位老前辈陈士杏、顾嘉雄和胡国华等都深受海派推拿(一指禅推拿流派、㨰法推拿流派)的影响,湖南西部刘氏小儿推拿亦有海派的渊源。湖南推拿学派广泛地学习全国各地特色推拿技术,虽不能说兼容并包,但一直尝试博采众长,近年来取得了长足发展。

　　祖国推拿医学发展至今,遇到了一些瓶颈,几乎每一位专业人士都觉得是时候改变传统推拿现状了。改变什么现状?推拿医师(甚至有些领域的人士都不称呼其为医师)是公认的劳动密集型工作人员。这里并无贬义,只是因为推拿医师付出了智慧和劳动力,但往往疗效不稳定,他们得不到应有的尊重和认可,难免心灰意冷。作为在中医药大学里研究和教授推拿的专业人员,他们知道推拿是可以"手到病除""妙手回春"的,只是还没有将其研究得很深入,也还没有很好地促进其发展。

　　马克·吐温曾经说过:"如果我们的工具箱里只有锤子,那么很多问题看起来就都很像钉子。"传统推拿手法技术的一成不变,已经不能很好地应对现代生活方式下人们身体产生的病痛。也就是说,人类的疾病谱已不同往日,医学对疾病的认识也已不断更新,所以是时候升级更新或丰富一下我们的工具箱了。

　　康复理念和技术的引入使我们看到了推动推拿学与时俱进的可能。熟悉外治法的人士都知道,生物力学、神经发育学、运动学、功能解剖学等都是各种现代康复技术、外治疗法的理论基础,都可以用来弥补中医解剖、经络学说、经筋理论的现代发展空缺;关节松动术、运动康复技术、肌筋膜技术、肌肉能量技术等,可以为推拿医师所用或为其提供参考,或改良传统的推拿手法应用等。用康复的理论来研究和讨论推拿,应该是可行的;用康复的技术来充实推拿疗法,也应该是可行的。

　　康复医学被引入国内后不久,湖南中医药大学推拿学科便不断学习并推动康复医学在湖南省的发展(自2010年起)。湖南省推拿学科团队开始不断接触多种康复治疗技术,发现推拿与康复之间有一种自然的吸引力。之后,湖南省推拿学科团队在2015年开始探索康复与推拿的学科交叉，力图推动传统推拿在更大领域内的发展和应用。几年来，湖南省推拿学科团队深入学习了相关康复知识和技术，取得了相应的康复资质，如德国MTT运动康复认证，并将其应用于临床，康复推拿的学科交叉思想逐步形成。

近3年来，湖南省推拿学科团队在高等教育学校开设了《康复推拿学》研讨型选修课，与各学科研究生一起探讨康复推拿的相关问题，取得了一定进展，并开始探讨和着手编写此教材。其目的不仅是为了开设一门新课程，更是想要借助教学相长的高校教学平台促进推拿医学发展，使得推拿医师或从业者既不拘泥于古人和自身经验，能够虚心学习现代康复技术，为我所用，又不数典忘祖、妄自菲薄、盲目崇拜西方，有利于秉持以患者为中心的初心，将推拿推上与时俱进的轨道，不断为其注入新的活力和能量，促使其不断发展。

同时在此声明，书中提到的核心概念——"康复推拿"，是众多推拿界和康复界人士共同探讨和发展的结晶和成果，并非属于任何个人的独有专利！笔者认为，康复推拿就像所有理学、生物学、医学等自然科学门类一样属于大自然和人类。任何想将其归属于个人的观点和想法都是不妥的，都是会限制康复推拿发展的。

对于笔者而言，伏案两年余编撰这本图书，是个人学习和实践推拿和康复工作近20年来的一个小结，可将其看作是借助团队平台、集众人智慧之结晶做出的学习小结，现将其汇报给老师们和伙伴们。书中大部分内容均借鉴前人所著，并得到了我们团队的指导。尽管如此，书中难免有个人的片面观点，同时书稿编写断断续续，难免不尽如人意，权且算作抛砖引玉，望读者们多提出宝贵建议和意见，不断推动"康复推拿"这一交叉学科的发展。在此，感谢湖南省教育厅将本书编撰工作立项为"湖南省高水平研究生教材建设项目(201998)"，并对本书的出版进行资助，以供针灸推拿学、康复等相关专业研究生、本科生及从业人员学习使用。

这项工作不可能一蹴而就，本书将会在众多热衷于推拿发展的人士的鼓励和鞭策下不断地被升级改版，以便趋近完善。

目　录

第 **1** 章
绪 论

第 1 节 康复推拿的概念

一、康复推拿思路来源

"康复"一词,常被非医学专业的大众人群简单地理解为"恢复健康",指病后身体复原。而在现代医学中,康复医学与预防医学、临床医学同为医学体系的三部分。康复医学中的康复是指应用医学、社会等各种有益方法,促使患者及伤残者尽快地、最大限度地得到恢复,以适应生产、生活。康复不仅针对疾病,还着眼于整个人,从生理上、心理上、社会上及经济上进行全面康复。因此,可以认为,现代医学赋予"康复"一词的意义已经更加具体化、精准化和专业化了,其是现代医学的一个重要方面。

19 世纪 40 年代,物理医学和康复专业逐步形成,而康复医学在中国的发展集中在近几十年间。由于目标人群的重叠和治疗手段等方面的相似性,目前在中国,部分老百姓简单地认为康复医学只是做做理疗、推拿按摩,而中医传统推拿疗法在某种程度上被视为康复的手段或"康复理疗"的代名词。然而,究其实质,推拿和康复虽然都是医疗健康相关领域的概念,却是相对独立的,或者说二者并不具有可比性。推拿是中医传统的防病治病养生的手法医学,可以应用于预防、临床和康复医学的过程之中;而康复医学则是与预防医学、临床医学平行的医学领域,可以将推拿等手法技术纳入其中进行应用。康复与推拿二者既然不平行,那么就有了交叉的可能,且康复与推拿面向的人群有一定的重叠性。

近一二十年来,基于推拿和康复医学两者各自发展的需求,以及学科交叉的可能性,不断有专家提及"康复推拿",其内涵不断丰满,其概念也越来越清晰[1]。"康复推拿学"研究结合传统推拿手法功法和现代康复理念及技术,优势互补,相互为用,是一门运用具有交互性和创新性的推拿康复治疗措施,消除或减轻病症、促进患者功能恢复的医学交叉学科[2]。以湖南省为例,2006 年湖南省教育厅正式批复并同意湖南中医药大学开办康复治疗学专业,2007 年开始招收康复治疗学本科专业学生,2015 年开办运动康复学专业。湖南省推拿学科团队经过集体研究,于2015 年提出"康复推拿"概念和康复推拿研究方向,并基于此积极开展教学、科学研究活动,如 2017 年湖南省教育科学"十三五"规划课题[基于核心素养培育理念,推拿与康复结合创新性课程教学改革研究(XJK17BGD055)]、2019 年湖南省学位与研究生教学改革研究项目 [研究生学科交叉课程《康复推拿学》教学改革探索与实践(217)],以及 2019 年湖南省高水平研究生教材建设申报(《康复推拿学》)。近 10 年来,康复推拿学科的发展形成已具备一定条件。

二、康复推拿概念的提出

康复推拿是推拿和康复医学的交叉学科,正处于雏形阶段,虽然存在明显潜力,但无法判断其今后的发展趋势,所以对其下定义或许有些为时过早。然而,就目前可预期的发展趋势而言,必须先对康复推拿的概念进行一定程度的分析。

(一)中医推拿的定义

● 推拿属中医外治法范畴,是医者视病情使用手法治疗的一门中医学科。——俞大方,《推拿学》,1984 年[3]。

● 推拿学是在中医学和现代科学理论指导下,阐述和研究运用手法和功法来防治疾病的方法规律和原理的一门医学学科。——房敏、宋柏林,国家中医药行业十三五规划教材《推拿学》,2016 年[4]。

从以上早期和目前的《推拿学》教材对推拿的定义中不难看出,推拿是在几千年中华文明发展过程中不断完善、形成的中医外治疗法,类似针灸和中药,其中医属性是固有的、先天的。但进入近现代以来,传统推拿以中医博大的胸怀、海纳百川的理念,不断吸收现代医学的相关知识,如解剖、病理生理学、生物力学等,特别是在中医科学研究过程中,在生物信号通路、肌电信号、生物

学等方面取得了一定进展。

(二)康复的定义

"康复"一词,最早见于南朝《三国志·裴松之注》:"康复社稷,岂曰天助,抑亦人谋也。"在许多中国古典文献中还可以找到一些记载,如《南史·袁宪传》有云:"羣情喁喁,冀圣躬康复。"而通过网络搜索得到的普通认知中的康复是指"疾病痊愈,完全恢复健康",是疾病转归的最佳结局。医院里最常见的问候语是:"好好休息,祝您早日康复。"还有不少人认为,康复就是疗养、推拿按摩和休息。在现代西方主导的医学体系中,对康复具体含义的界定随着时代的发展也有一定的差异。世界卫生组织做出的定义具有权威性:

康复医学中的"康复"是指通过综合协调地应用各种措施,消除或减轻病、伤、残者身心及社会功能障碍,使其达到或保持最佳功能水平,同时改善患者与环境的关系,增强患者的自理能力,使其达到个体最佳生存状态,并重返社会。康复医学主要针对以往西医临床医学所无法解决的功能障碍。由于单一治疗方法难以解决大量的功能障碍,康复医学在有效的康复评定指导下,集合了运动疗法、理疗、作业疗法等多种疗法,为康复治疗提供了多样化的手段,同时也形成了团队工作模式。——励建安,《康复医学》,2014 年[5]。

(三)康复推拿概念

康复推拿概念的提出,实质上是传统推拿医学发展的需要。传统推拿与时俱进,需要吸收或借鉴现代康复医学的营养以发展,以更好地提高疗效和效率。康复推拿的主体仍是"推拿",客体或修饰语是"康复"。目前,康复推拿概念如下:

在传统中医学和现代康复医学理论指

导下,借鉴康复医学中的评定、康复治疗及训练等原理和方法,阐述和研究合理运用或改进传统推拿手法和功法训练来防治疾病、促进康复的方法规律和原理的一门医学交叉学科,主要应用于慢性疾病的治疗和康复医学领域。

(四)康复推拿学的主要目的

- 采用现代康复理念和角度分析传统推拿,尝试改进传统推拿手法,促进推拿与时俱进。
- 将中医推拿应用于现代康复治疗,即用于康复医学中,使其在康复治疗中发挥应有的作用。

因此,康复推拿学的研究内容,既可应用于疾病的预防、临床治疗,又可应用于现代康复领域。

第2节 康复推拿研究方法和进展

一、康复与推拿结合研究方法

康复医学是现代医疗体系重要的一部分,其涵盖内容较为广泛,所研究的内容和对象也有很多。康复医学以康复为目的,包含与功能障碍相关的所有预防、诊断和评估、治疗、训练和处理方法。有学者指出,在推拿临床中,不可能结合全部的康复医学理论进行治疗。如果要建立交叉学科,首先需要将二者的研究内容罗列出来,并进行分析。

(一)推拿学涵盖的主体内容

- 推拿学理论基础:中医基础理论、经络腧穴、经筋与皮部、筋出槽、骨错缝等。
- 推拿技术

－六大类手法:摆动类、挤压类、摩擦类、叩击类、振动类、运动关节类推拿手法。常用的手法有数十种之多。

－推拿功:传统成套功法(易筋经、八段锦、少林内功、五禽戏、马王堆导引术等)、徒手练功(指卧撑、引体向上、拱桥式、飞燕式、弓步、马步等)。

在推拿的发展过程中,基于历史、地域等原因,推拿流于民间发展,并产生了不同流派,目前留存的比较著名的有一指禅推拿流派、滚法推拿流派、内功推拿流派、脏腑推按流派等。小儿推拿流派有湖湘五经小儿推拿、齐鲁三字经小儿推拿、海派小儿推拿等。

(二)康复医学涵盖的主体内容

- 康复医学理论基础:功能解剖学、生物力学、神经生物学、运动学、人体发育学、残疾学、肌筋膜链、解剖列车理论等。
- 康复评定:肢体活动能力、心肺功能、步态、ADL、言语等评定方法。
- 康复治疗:PT、OT、ST、MTT、PNF、整脊、激痛点等技术。

(三)推拿与康复比较分析(表1-1)

推拿优势:推拿基于临床经验发展起来,在临床实践中,推拿手法注重患者体验,相对柔和、舒适;推拿在中国有很好的群众基础,人们对其认可度较高;器械、耗材成本低。推拿劣势:一般推拿耗时耗力,从经济学角度来讲,其人力成本、时间成本高;推拿手法规范化推进有一定难度,导致疗效不稳定。

表 1-1   推拿与康复解析对比

对比	领域	理论基础	时间成本	器械	疗效	舒适度	认知度
推拿	中医外治法学科	中医学(经络腧穴等)	较高	基本不依靠器械	疗效不稳定或不量化	较高	较高
康复	预防、临床、康复医疗体系之一	解剖学、人体发育学、运动学等	较低	部分依靠器械	疗效较确切,评估体系相对健全	较低	较低

康复治疗的优势:现代康复治疗主要是基于解剖学、运动学及实验室试验结论而发展起来的,其机制清晰、疗效确切、时间成本较低。康复治疗的劣势:目前老百姓对康复的认知程度不高,我国康复医学发展时间不长,因此其群众基础相对较差;因为现代康复治疗部分依赖于康复仪器和设备器械,需要大量资金投入,所以康复治疗在我国的发展水平有待提高。

(四)关于推拿与康复学科交叉的思考

建立康复推拿学的主要目的不是比较二者差异,而是在康复医学理论和方法中寻求对推拿发展有益的知识和技能,推动推拿发展与时俱进。以下几个方面应该被纳入重点考虑:

- 引入康复评定。
- 与现代康复技术结合运用。
- 吸收现代康复技术理念以改良推拿手法。
- 吸收运动学等理论以优化推拿功法练习。
- 磨合并形成康复推拿方案。

推拿需要借鉴的康复医学的重点内容主要体现在以下 3 个方面。

1.康复理论为推拿治疗奠定基础

随着现代医学的不断发展,康复理论基础知识不断得到充实和丰富。由于推拿临床治疗中的大多数骨伤和神经类疾病的适应证与康复治疗的病种相似,这就要求适当结合康复理论基础知识来进行临床推拿治疗。在理论研究中,我们发现《黄帝内经》中提到的经筋学说与近年来康复医学中的肌筋膜理论有异曲同工之妙。

面对相同的对象,即人体,面对同样的结构和功能,以及因其失常而发生的疾病,祖国医学和现代医学在不同的背景下,虽采取不同方法和途径,但因为二者目的一致,所以走到一起是必然的,这只是时间的问题。中医经脉学说是中医学整体观念得以实现的主要途径,而肌筋膜理论在西方康复医学领域逐渐终结肌肉功能孤立论。从发展趋势来看,以兼顾精细化和整体观念的功能解剖为结构基础的经筋学说和肌筋膜理论的研究成果必将成为《康复推拿学》的重要理论基石。而广泛联系人体表里内外的中医经络学说也将和神经体液学说、生物信息学等一起作为《康复推拿学》理论基础的重要组成部分。

2.康复评定使推拿认准方向

康复评定用于客观、准确地评定功能障碍,通过定性和定量的康复评定,能够准确地掌握障碍的发生层面、种类及进展情况等信息。传统的推拿医师一般只根据自身的临床经验做出大致判断,且在推拿专业学生临床教学中一直缺乏疾病评价的带教。因此,把现代康复评定的相关知识引入推拿专业临床教学中具有重要意义,这样有利于学生从量化角度进一步深刻认识和理解不同推拿手法的作用,有助于其进一步理解推拿手法理论,使得临床、康复实践教学更有说服力,学生更有信心,将大力推动传统推拿治疗与时俱进,飞速发展。

3.康复治疗技术为推拿插上翅膀

推拿手法治疗因其舒适、深透的特点深受大众喜爱,在中国更是有深厚的群众基础。康复治疗技术以精准的评定为基础,治疗具有较强的针对性。就其不足之处而言,推拿作用较为模糊,疗效往往与治疗医师的技术水平有关,而康复技术往往缺乏舒适性。因此,很容易看到二者的互补之处。

通过对传统推拿手法进行生物力学、运动学分析,利用康复技术关键因素改良推拿手法动作结构和作用部位等方面,使其更为有效,进而成为"康复推拿手法",或在推拿治疗程序中加入有针对性的康复治疗和新技术。20世纪40年代,丁季峰老先生在传统一指禅推拿流派辅助手法"滚法"基础上改良而成的"㨰法",可以说是康复推拿手法的成功典范。

康复治疗常用的方法包括 PT 中的关节松动术、牵伸技术、麦肯基疗法等推拿手法,以及 MTT 中的各要素运动训练等推拿功法训练,都可以被纳入康复推拿治疗方案之中。

了解并掌握康复治疗技术对于中医推拿专业学生来说尤其重要,可以使其进一步明确推拿治疗的适应证,以及推拿治疗在疾病发展中的适应阶段,达到增强临床疗效的目的。这些都是推拿专业学生需要在临床学习中了解、掌握的内容,不应只满足于推拿治疗的简单应用。

二、康复与推拿学科交叉研究相关文献

文献搜集:以关键词"康复推拿"在中国知网(www.cnki.net)搜索主题相关论文文献,以反映学术界对康复推拿的研究现状(截至2021年11月)。

(1)彭亮,陈海南,卢园,等.康复推拿学核心素养与教学体系刍议[J].中国中医药现代远程教育,2021,19(12):177-179.

(2)彭亮.康复与推拿学科交叉教学体系现状调查分析 [J]. 教育教学论坛,2021(10):41-44.

(3)董怡君.康复推拿手法结合神灯照射治疗周围性面神经麻痹的临床效果[J].临床医学研究与实践,2021,6(03):136-138.

(4)段希红.针灸配合康复推拿治疗椎动脉型颈椎病效果分析[J].中医临床研究,2020,12(31):62-63.

(5)韦氏脊柱整治手法精粹(汉英对照)[J].中国医刊,2020,55(08):929.

(6)刘桂先. 拨按远端经穴结合肌肉能量技术治疗颈型颈椎病的临床观察[D].长沙:湖南中医药大学,2020.

(7)方伟,熊贞良,徐菲,等.康复推拿手法联合注射用穿琥宁治疗小儿发热的疗效[J].医疗装备,2020,33(10):48-49.

(8)张红利,张智芳,白金娟,等.通窍化栓汤联合康复推拿对脑梗死患者神经功能恢复情况、ET-1 和 NO 水平的影响[J].中医药信息,2020,37(01):96-100.

(9)金峰.颈舒颗粒联合康复推拿对颈椎病患者临床康复及预后影响研究[J].浙江中医杂志,2019,54(12):925-926.

(10)杨丽,高馨然. 中药离子导入治疗对缺

血性卒中后偏瘫患者临床疗效分析[A].上海市护理学会.第四届上海国际护理大会论文汇编[C].上海市护理学会:上海市护理学会,2019:2.

(11)张孟宁.康复推拿配合功能锻炼对脑卒中后偏瘫患者肢体运动功能、肌力恢复的影响[J].中外医学研究,2019,17(24):171-172.

(12)上海中医药大学附属岳阳中西医结合医院全国名老中医药专家严隽陶传承工作室.整体康复、辨证康复、全面康复、康复预防[N].上海中医药报,2019-08-02(009).

(13)谢娇,吴安林,杨程,等.论中医经筋学说与肌筋膜链理论的关联性[J].湖南中医杂志,2019,35(04):113-114.

(14)彭亮,艾珏萍,谢娇,等.基于核心素养培育理念探讨《康复推拿学》课程体系的构建[J].按摩与康复医学,2018,9(23):75-77.

(15)杨程,吴安林,谢娇,等.本体感觉神经肌肉促进牵伸术和易筋经功法之比较分析[J].按摩与康复医学,2018,9(19):3-5.

(16)杨敏,肖明中.康复推拿疗法对脑卒中偏瘫痉挛患者运动功能及日常生活能力的影响[J].中外医学研究,2018,16(24):16-17.

(17)刘迈兰,刘密,张国山,等.试论康复推拿的内涵特色[J].中华中医药杂志,2018,33(07):3006-3008.

(18)Brook Marjorie. All parts are equal or are they?[J]. Journal of the Australian Traditional-Medicine Society,2018,24(4).

(19)孙强,马莹.新疆中医关怀团赴哈萨克斯坦慰侨义诊[J].中医药管理杂志,2018,26(06):37.

(20)张国山,杨舟,刘迈兰,等.康复推拿教学中对下腰痛诊疗的辨析[J].教育教学论坛,2018(08):47-48.

(21)Hend M Elazazy. Effect of Skin Rehabilitation Massage Therapy on Burned Patient' Outcomes [J]. Journal of Health, Medicine and Nursing,2018,47(0):

(22)潘伟,张莉彬.康复推拿疗法对脑卒中偏瘫痉挛患者的康复治疗效果分析[J].中国卫生标准管理,2017,8(25):93-95.

(23)王徐辉.康复推拿护理对促进产妇泌乳的临床疗效观察[J].内蒙古中医药,2016,35(15):126-127.

(24)康绍权.康复推拿疗法对脑卒中偏瘫痉挛患者的康复治疗效果[J].世界最新医学信息文摘,2016,16(69):231-232.

(25)苟刚,肖清清,罗详飞.桡骨远端骨折内固定术后功能康复推拿策略[J].中国中医药信息杂志,2016,23(08):112-114.

(26)柴磊,樊子君,李文胜.中医康复推拿及强身导引按摩术的理论探讨[J].中国民间疗法,2015,23(10):7-8.

(27)宋思清.中医康复推拿强身导引按摩术治疗颈椎病疗效观察[J].青岛医药卫生,2015,47(05):375-376.

(28)梁日楚.针灸配合康复推拿治疗80例椎动脉型颈椎病[J].内蒙古中医药,2015,34(08):127.

(29)李青松.康复推拿治疗腰椎间盘突出症临床分析[J].中国卫生标准管理,2015,6(12):96-97.

(30)Ming Wang Dong,Si Ming Luo,Ting Ting Yang,et al. Design of a Multifunctional Body-Building Rehabilitation[J].Applied Mechanics and Materials,2015:3830.

(31)朱毅,李凝,金宏柱.基于标准化自动定量康复推拿动物实验研究平台设计[J].中华中医药杂志,2015,30(02):569-

571.

(32) Cho Yoon Soo, Jeon Jong Hyun, Hong Aram, et al. The effect of burn rehabilitation massage therapy on hypertrophic scar after burn: a randomized controlled trial[J]. Burns: journal of the International Society for Burn Injuries, 2014, 40(8).

(33) Yoon Soo Cho, Jong Hyun Jeon, Aram Hong, et al. The effect of burn rehabilitation massage therapy on hypertrophic scar after burn: A randomized controlled trial [J]. Burns, 2014, 40(8).

(34) 赵洪君. 康复推拿联合辨证分期治疗脑卒中 [J]. 实用中医内科杂志, 2014, 28(10): 148–149.

(35) 张小丽, 齐瑞, 严隽陶. 中风后偏瘫中西医结合优化康复方案的临床研究 [J]. 中国针灸, 2013, 33(12): 1113–1117.

(36) 김은영, 박상갑, 권유찬, 박종환, 김은희. Effects of Massage on Lactate Concentration and Inflammation Cytokine after Half Marathon [J]. Korean Journal of Sports Science, 2013, 22(3).

(37) 于卫明. 76 例腰椎间盘突出结合康复推拿的疗效分析[J]. 求医问药(下半月), 2013, 11(02): 616, 618.

(38) 王晓东, 吕立江, 谢远军, 等. 论康复推拿课程教学中"批判性思维"的培育[A]. 浙江省医学会烧伤外科学分会. 2012 年浙江省烧伤外科学学术年会论文集[C]. 浙江省医学会烧伤外科学分会: 浙江省科学技术协会, 2012: 3.

(39) 王晓东, 严隽陶, 吕立江, 等. 康复推拿课程建设的构想 [J]. 中医教育, 2012, 31(04): 19–21.

(40) 王桂茂, 纪清, 齐瑞. 康复推拿对脑卒中痉挛期患者生活能力与肢体运动功能作用的评价[J]. 河北中医药学报, 2012, 27(02): 32–33, 51.

(41) 陈润勤. 康复推拿手法治疗颈椎间盘突出症 80 例报告 [J]. 实用临床医学, 2012, 13(06): 55–56.

(42) 王志刚, 范永春, 刘大立. 浅谈康复推拿的学科发展 [J]. 中国康复理论与实践, 2011, 17(08): 796–797.

(43) 那涛. 康复推拿对颈椎间盘突出症的治疗研讨[J]. 中外医学研究, 2011, 9(21): 174.

(44) 王志刚. 康复推拿对脑卒中的治疗初探 [J]. 中医药信息, 2011, 28(04): 94–95.

(45) 纪清, 王桂茂, 姚斐, 等. 康复推拿治疗腰椎间盘突出症 36 例临床研究[J]. 江苏中医药, 2011, 43(06): 57–59.

(46) 杨建宇, 张文娟. 清河县中心医院中医馆特色引患者[J]. 中国中医药现代远程教育, 2011, 9(08): 110.

(47) 狄子孝, 刘建国, 刘煜. 肌力失衡法康复推拿加冰敷保守治疗关节僵硬 26 例体会[J]. 内蒙古中医药, 2011, 30(02): 60–61.

(48) 王志刚, 范永春, 刘大立. 浅谈康复推拿的学科发展 [A]. 中国康复研究中心、挪威健康与康复学会. 创新·融合·共享——第五届北京国际康复论坛论文汇编(下册)[C]. 中国康复研究中心、挪威健康与康复学会: 《中国康复理论与实践》编辑部, 2010: 5.

(49) 王志刚, 谢瑞红, 刘大立. 康复推拿对脑卒中的治疗体系初探[A]. 中国康复研究中心、挪威健康与康复学会. 创新·融合·共享——第五届北京国际康复论坛论文汇编(下册)[C]. 中国康复研究中心、挪威健康与康复学会: 《中国康复理论与实践》编辑部, 2010: 4.

(50)代磊,陈建锋,张力,等.三联顺次法治疗膝骨性关节炎的临床观察[J].湖北中医杂志,2009,31(11):37-38.

(51)王念宏,孙武权,樊远志.严隽陶康复推拿在全膝关节置换术后早期的应用[J].时珍国医国药,2008(02):494-495.

(52)Effects of Skin Rehabilitation Massage Therapy on Pruritus,Skin Status,and Depression in Burn Survivors [J]. Journal of Korean Academy of Nursing,2007,37(2).

(53)晋城市康复医院.晋城政务,2007(07):49.

(54)严隽陶,孙武权,齐瑞,等.康复推拿治疗脑卒中的思路与经验[J].继续医学教育,2007(15):41-43.

(55)Roh Young Sook,Cho Hee,Oh Jung Ok,et al. Effects of skin rehabilitation massage therapy on pruritus,skin status,and depression in burn survivors. [J].Taehan Kanho Hakhoe chi,2007,37(2).

(56)Young Sook Roh,Hee Cho,Jung Ok Oh,et al. Effects of Skin Rehabilitation Massage Therapy on Pruritus,Skin Status,and Depression in Burn Survivors [J].Journal of Korean Academy of Nursing,2007,37(2).

(57)严隽陶,孙武权,齐瑞,等.康复推拿治疗脑卒中的思路与经验[J].上海中医药大学学报,2007(01):1-3.

(58)严隽陶,孙武权,齐瑞,等.严隽陶康复推拿治疗脑卒中的思路与经验[A].中华中医药学会推拿分会.中华中医药学会推拿分会第九届推拿学术年会暨浙江省中医药学会推拿分会继续教育项目论文汇编[C].中华中医药学会推拿分会:浙江省科学技术协会,2006:4.

(59)최미리,박상용,이양출,김창균,김용안,전경규이영익.웰니스(Wellness)서비스를 위한 운동재활프로그램의 적용 [J].Korean society for Wellness,2006,1(2).

(60)郝兴平,赵爱青,王禹.康复推拿配合功能训练治疗脑卒中后偏瘫的临床观察[J].山西医药杂志,2005(09):789.

(61)陈汴生[J].中国临床康复,2005(34):2.

(62)韩英.腰椎压缩性骨折的中西医护理[A].中国中西医结合学会风湿病专业委员会.首届国际中西医结合风湿病学术会议论文汇编[C].中国中西医结合学会风湿病专业委员会:中国中西医结合学会,2004:1.

(63)张黎明,王晓红,蒋佼佼,等.关节松动术配合推拿按摩治疗腰椎间盘突出症的临床疗效观察[J].华西医学,2003(01):58.

(64)陈燕云.传统康复(推拿)加骨关节松动术综合治疗肩周炎 [A].中国康复医学会.中国康复医学会第三次康复治疗学术大会论文汇编[C].中国康复医学会:中国康复医学会,2002:1.

(65)和春涛.康复推拿结合穴位注射治疗早期中风偏瘫[J].按摩与导引,1997(05):23-24.

(66)李炎高.老年腰椎间盘突出症的康复推拿[J].中国康复医学杂志,1988(01):17.

第 2 章

康复推拿学理论基础

康复推拿学作为一门新兴的交叉学科，其理论基础来源于康复与推拿两个专业。随着二者的理论不断相互借鉴直至融合，康复推拿学将逐渐趋于成熟。本章将从生物力学、运动功能解剖学、肌筋膜链理论、神经生物学等现代康复理论基础讨论开始，以对中医经筋学说的讨论收尾，希望能从现代康复理论探讨中引发对传统推拿理论的思考。

第 1 节　生物力学基础

生物力学是应用力学原理和方法对生物体中的力学问题进行定量研究的生物物理学的一个重要分支，研究作用于或发生于人体或其他各种生物体上的不同形式的"力"的学科。其研究范围从生物整体到系统、器官（包括血液、体液、脏器、骨骼等），从静态、运动到体液的输运等。生物力学的基础是能量守恒、动量定律、质量守恒三定律，以及描写物性的本构方程，其研究的重点是与生理学、医学有关的力学问题。依据研究对象的不同，生物力学一般可分为生物流体力学、生物固体力学和运动生物力学等。

推拿无论是手法的应用还是功法的练习，都是运动力量的使用效应，主要涉及运动生物力学范畴。毋庸置疑，我们可以使用生物力学原理分析推拿手法和推拿功法，以及它们作用于人体而产生的力学相关效应，这将有利于推拿向康复推拿的转化升级。

康复推拿学中涉及的生物力学研究内容主要包括以下方面。

一、作用于人体的力

- 外力：包括重力、作用力与反作用力、摩擦力、流体作用力等。
- 内力：包括肌肉收缩所产生的力、各种组织之间的被动阻力、各内脏器官之间的摩擦力。

人体的各种内力总是相互适应的，以维持最佳活动，同时需要不断地与外力相抗衡，以适应人体生活的需要，这是在康复推拿实践中需要考虑到的问题[6]。

二、骨组织的生物力学

骨骼作为人体结构的主要支撑，有一定

的强度和刚度是其重要的力学特性。基于骨骼的特殊结构,在不同加载力量下,骨骼所表现的力学特征是我们需要重点考虑的,如在拉伸、压缩、剪切、弯曲、扭转及联合载荷等情况下,骨骼发生的相应变化。在康复治疗中,还应该考虑肌肉活动对骨应力分布的影响。例如,在比较持久的肌肉收缩运动后,承受最大应力的骨骼可以产生相应的改变,可以见到骨皮质增厚、骨密度相应增加,甚至还可以见到骨粗隆增大;当肢体因不同原因减少肌肉运动时,可以见到相反的情况:骨皮质、骨密度相应降低。这些都说明骨对所承受的力量有一定的适应能力。

三、关节软骨的生物力学

在生理学上,关节软骨是一种相对孤立的组织,没有固有的血液供给,除了依赖软骨下骨组织提供软骨下部近1/3的血供,其余主要依赖滑膜周围毛细血管和关节滑液通过运动挤压的渗入。

在临床康复中,需要考虑关节软骨的生物学特性,包括渗透性、关节软骨的蠕变反应、润滑等,从而考虑软骨变性的生物力学,包括在关节软骨的修复和再生过程中,在应力作用下发生的变化。关节软骨的破坏进程与承受的应力值和承受应力峰值的总数,软骨的分子和显微结构有关。软骨承受应力值取决于关节上的总载荷和接触面如何分布。关节总载荷频率和数量的增加,可以解释为什么某些职业的人群关节变性的发生率高。

四、胶原组织的生物力学

在运动系统中,肌腱、韧带、皮肤及浅筋膜结构包含大量的胶原组织,主要有3种类型:胶原纤维、弹性纤维、网状纤维。胶原纤维主要为组织提供强度和刚度,而弹性纤维为整个组织提供延展性,网状纤维则提供填充容积。

在载荷作用下,胶原组织的生物力学特性受三方面因素的影响:纤维的结构、胶原纤维和弹性纤维的特性、胶原纤维和弹性纤维之间的比例。在现代康复医学中,筋膜相关理论较多地涉及胶原纤维的生物力学应用。

五、关节的生物力学

人体关节的结构较为复杂,包含前述的骨骼、软骨、胶原组织,肌肉的功能对关节也具有重要影响。要想分析关节生物力学,首先需要对关节进行分型。根据关节运动轴面原则或自由度,关节可以分成单轴关节、双轴关节、三轴或多轴关节。例如,单轴关节有1个自由度,它只能绕着1个运动轴(矢状轴、冠状轴、垂直轴),在1个平面上(冠状面、矢状面、横断面)进行运动。

关节的功能取决于其活动度和稳定性两方面相协调的状态。关节的活动度和稳定性是矛盾统一的两个方面,类似于中医所描述的阴阳平衡。关节的稳定性与灵活性与关节接触面的状况、关节囊的松紧度与厚薄、关节韧带的强弱,以及关节周围肌肉的强弱与延展性、弹性,均有密切的关系。

此外,对于关节的稳定性,除了骨骼和韧带对静态稳定性起作用、肌肉拉力对动态稳定性起作用以外,还需要重点考虑关节中心化原则、凹凸定律及神经协调对关节运动前馈和反馈机制的影响。

在关节运动时,关节必须围绕正常的关节轴心进行运动,称为"中心化"。在正常情况下,因为生理性原因,关节头一般呈不规则的"球状",所以关节的轴心在运动到不同的角度中心点时会发生动态变化。如果在外力撞击、软组织痉挛及其他病理性因素等影响下,其导致关节运动无法围绕正常动态变化中心进行运动,这种情况被称为"去中心化",则将导致关节运动受到阻碍。我们的康复及推拿治疗需要将运动模式调整回正常的中心化模式,才能使患者的关节功能接近正常。

在运动康复中,还需要考虑关节运动是开链运动还是闭链运动。肢体远端悬空游离的运动,即为开链运动。此时任意活动某一单独关节或同时活动若干个关节都是可以实现的。但是如果肢体远端固定,如手撑墙壁、足部站在地面上进行蹲起活动,即为闭链运动。此时一般为多关节协调活动,无法开展单关节运动。此外,在运动过程中采取不同的模式,可以用"凹凸定律"来进行解释。该原则在关节松动术、运动关节类推拿手法等涉及主动、被动运动关节时均应纳入考虑。

凹凸定律。在关节活动的时候,关节面的主要运动规律包括滑动(平移)和滚动。在正常关节运动的时候,关节运动和滚动需要相互配合。凹凸定律以球窝关节为基本模型开展讨论,并应用于大多数关节。球窝关节在进行开链与闭链运动时,滚动与滑动的配合是不同的。当凸面在凹面上进行运动的时候,滑动的方向与滚动运动的方向是相反的;当凹面在凸面上进行运动时,滑动的方向与滚动运动的方向是一致的。

六、肌肉的生物力学

肌肉是运动力量的来源。肌肉活动包括肌力和肌张力。影响肌力的因素主要包括肌肉横断面的大小、肌肉初始长度、肌肉募集能力,以及肌纤维走向与运动轴方向的关系。

需要说明的是,在脑卒中患者康复过程中,需要区别肌张力升高与肌力升高的不同,二者不可混为一谈。脑卒中患者痉挛性瘫痪期肌张力升高,并不代表肌力高。恰恰相反,痉挛性瘫痪期肌张力升高往往提示肌力下降的危险期。此时的肌力改善对于神经康复至关重要,但其目的不是增肌,而是提高整体力量,以便进行正常的日常活动。

在生物力学范畴内,还需要考虑肌肉收缩的形式,包括等长收缩、等张收缩、等速收缩,以及肌肉协同等因素。

七、人体运动杠杆原理

在考虑人体运动模式时,要考虑力量的使用方式,就不得不考虑杠杆、力偶等原理的应用。在考虑杠杆的力量作用时,需要考虑支点、力点、阻力点、力臂、阻力臂、力矩、阻力矩等参数。人体结构的杠杆主要分为 3 类:平衡杠杆、省力杠杆和速度杠杆。对于速度杠杆,因为力臂始终小于阻力臂,力必须大于阻力才能产生运动,所以并不会省力。但是此类杠杆可以获得较大的运动幅度和速度。人体主要是以这种杠杆为主。

第 2 节　神经生物学基础

推拿和康复相关的神经生物学基础主要涉及神经与肌肉功能的协调性，以及在疼痛发生、发展过程中的相关机制。

一、神经–肌肉：牵张反射

反射弧的完整性和脊髓内的突触联系是感觉运动反射活动的基础。感觉运动反射中最简单的反射弧是肌肉牵张反射的反射弧。感受肌肉牵张刺激的感受器是埋藏在肌肉内部的特化的感受器——肌梭，由 8~10 条梭内肌构成，梭内肌的排列方向与组成普通肌肉主体的梭外肌相平行。感觉神经纤维呈螺旋状地缠绕在肌梭的中央。肌肉牵张时，梭内肌变形导致支配肌梭的感觉纤维活动增加。该感觉神经元的终末直接与位于脊髓前角的 α 运动神经元相突触。这样肌梭的活动促使肌肉收缩，并且收缩的方向与牵张的方向相反。牵张反射弧可以被看作一种维持肌肉长度恒定性的负反馈装置。期望的肌肉长度又由影响运动神经元集群的下行通路决定。这种期望长度的任何偏离都会被肌梭检测出来，也就是说梭内肌牵张的增加或减少，都会改变感觉纤维的活动，这种改变又会校正 α 运动神经元的活动，使肌肉回到期望的长度。

神经肌肉的牵张反射对于关节的协调、稳定性至关重要。在姿势调节、运动缓冲等过程之中，反射通过动作的反馈、前馈机制对人体运动模式产生至关重要的影响。

人体的运动反馈机制是运动康复平衡性训练极其重要的一环。人体对不同运动环境、不同姿势维持等因素的反馈速度，对于人体能否正常执行运动功能、防止失去平衡、预防损伤至关重要。而前馈是指通过充分的训练和学习，在完成特定动作之前进行动作反射性的预判，使人体在执行动作前做好准备，保证在完成动作过程中能够有效地协调姿势、缓冲冲击力，采取合理的后续动作避免伤害，使动作顺利地完成[7]。

二、疼痛调制机制：闸门学说

神经系统中不仅有痛觉信息传递系统，还有比较完善的调制痛觉的神经网络，包括脊髓对痛觉的调制，以及脑干痛觉下行调制系统。20 世纪 60 年代，有专家发现，刺激粗的有髓鞘的初级传入纤维，可减弱背角神经元的伤害性传递及反应。这种粗纤维对脊髓背角伤害性传递的抑制主要发生在背角胶质状区（SG）。据此，Melzak 和 Wall 提出了"闸门学说"，解释了这种抑制作用机制。

粗的有髓鞘初级传入纤维（Aα、β）与细的有髓鞘或无髓鞘初级传入纤维（Aδ、C）、背角投射神经元（T）和胶质区抑制性中间神经元组成了脊髓阶段性调制的神经网络。SG 细胞起关键的闸门作用，它可以改变传入神经纤维的膜电位，对感觉性输入具有突触前抑制效应。闸门的开闭取决于粗、细传入纤维之间的相互作用结果。Aα、β 纤维传导时兴奋 SG 细胞，Aδ、C 纤维传导时抑制 SG 细胞。当伤害性刺激使 Aδ 与 C 纤维紧张性活动增强时，去除了 SG 细胞的突触前抑制作用，T 细胞抑制解除，闸门打开，痛觉信息得以向上级中枢传递。当 Aα、β 纤维传导时，SG 细胞兴奋，激活了对初级传入突触前抑制效应,使闸门关闭,减少或阻碍了伤害性信息向高位中枢传递的过程。

闸门学说可以用来解释疼痛性症状的发生过程及手法等干预手段缓解疼痛的机制。

第 3 节　运动功能解剖

从传统医学来讲,无论是中医推拿还是中医骨伤科、外科都涉及解剖学的内容。中医关于解剖的诸多描述散见于许多中医典籍之中,如中医经典《黄帝内经》中就有"五脏六腑可剖而视之"的关于鼓励解剖学发展的论述,以及"若夫八尺之士,皮肉在此,外可度量切循而得之,其死可解剖而视之。其脏之坚脆,腑之大小,谷之多少,脉之长短,血之清浊……皆有大数"这样通过解剖观察人体脏腑的经验的描述。但是整体来看,中医对解剖的认识在不同时期受到历史原因、政治观念、思维方式,以及如"黑箱理论"等医学观念因素的影响,导致其发展明显受限。

现代康复的许多技术和框架都是以解剖为基础发展而来的。特别是在康复医学的现代化过程之中,力学、生理学、运动功能学等原则不断被应用于解剖研究之中,把静态的解剖学概念转化为动态三维的、可预测的运动功能解剖。运动功能解剖是现代医学研究中产生的新概念,来源于迅速发展的相关临床实践研究。功能解剖以人体骨骼、肌肉解剖等为基础,运用运动生物力学的理论和方法,结合运动功能学领域的研究内容和发展,对人体运动功能进行阐述和分析,是现代人体骨骼肌肉运动功能学的理论基础[8]。

运动功能解剖从骨骼、关节的形态学和功能出发,重点强调肌肉与关节相互配合,从而产生运动功能。在确定肌肉的形态和物理特性等相关内容之后,讨论肌肉、关节之间的力学关系,其主要涉及肌肉的力量与运动潜能,施加在关节上的肌肉力量,肌肉间与关节间的运动配合,肌肉在运动、静止、姿势维持与稳定性方面的重要功能等,以及肌肉与基本关节之间的功能关系等内容。

运动功能解剖是以研究活动中的人体为主要内容。虽然大部分基础知识的确来自尸体解剖,但在其不断发展过程中,较多地涉及运动功能学、生物力学相关理念,更加着眼于活体运动功能。运动功能学的主要内容即是骨骼肌肉系统内的解剖学和生物力学的相互作用。

同时,运动功能解剖也有明显的"去微观化"或"整体观念"特点,这与中医基本特征相符。与尸体解剖等静态形态学不同,运动功能解剖不但着眼于活体运动功能,还往往在研究某一个关节运动功能时,会考虑肌肉间的相互配合和共同作用,考虑邻近关节对其的影响,考虑相关组织、结构间的互动。

第4节　肌筋膜链理论

在标准的解剖学描述之中，肌肉-骨骼的概念是以关于运动的纯机械式的模式呈现的。大多数研究者习惯孤立地看肌肉，将运动分隔成独立的功能区，而忽视了它在人体上是一个整体。当人体某一部分运动时，整个身体都在响应。在功能上，只有一种组织能协调这种效应，那就是结缔组织。当我们研究学习骨骼肌肉相关知识时，往往孤立地思考肌肉或骨骼，忽视了对肌筋膜网的起源和特质的理解，但正是这种结构，将肌肉和骨骼连接成一个整体，无论肌肉如何单独工作，其总会通过肌筋膜网对整体的连续性产生功能方面的影响，治疗师们需要跳出肌肉孤立论的框架来思考问题，这就是肌筋膜链理论的主体思想，进而形成了所谓的"解剖列车"的概念。

"肌筋膜"一词是指肌肉组织及其结缔组织网之间的、束状的、不可分割的特性结构。肌筋膜连接是指在肌筋膜结构网中连接两个纵向毗邻区和相邻线性结构的部分。通过肌筋膜连接形成的肌筋膜经线，是指一连串肌腱与肌肉的连接线，肌筋膜连接是肌筋膜经线的一个重要组成部分。肌筋膜经线包括后表线、前表线、体侧线、螺旋线、手臂线、功能线、前深线等。在中医经脉学说领域中，"经线"一词是指能量传递的经络。"肌筋膜经线"与经络类似，但是解剖列车中的肌筋膜链，来自标准西方解剖学的拉力线，这些力线传递张力和弹力。诚然，肌筋膜链理论与经脉学中的经络来源不同，不能画上等号，因为中医经络不仅与运动力学相关，更与人体错综复杂的"脏腑"功能密切相关，其功能性可能更为丰富。东西方医学对于联络沟通人体内外表里方式的研究，就像从不同的路线攀登一座高峰一样，相信最终到达顶峰时，会发现大家殊途同归[9]。

很多时候，身体某一部分的疼痛，实际上是由一个痛点以外的、几乎完全"沉默"的部位引起的，这就是解剖列车肌筋膜链观念的应用基础。将这种观念应用于徒手治疗和动作练习之中，可产生很多意想不到的治疗效果。从临床实践来看，这与针灸推拿疗法中的远道取穴相似。

肌筋膜链理论认为，纤维系统是一个全身反应性的生理网络，其重要性和范围与循环系统和神经系统相当。肌筋膜经线是非常有用的模式，可以在纤维系统的运动部分被辨认出来。肌筋膜链学说提出的"张拉整体结构"几何模型是肌筋膜链学说认识人体的重要思维模式。张拉整体结构，指机体结构保持完整性，是因为其内部交织的总张力与相对应的总收缩力达到平衡。张拉整体结构的特点就是局部压力周围是持续的张力。身体如何掌控平衡张力和收缩力，对于保持结构的稳定性至关重要。总之，张拉整体结构是人体张力分配器。

关玲教授在《解剖列车》一书的译者序中写道："每一位读者都会感叹，《解剖列车》的作者对肌筋膜理论的精妙构图和严谨求证，也相信每一位略懂中医的人都会惊叹，这和中医经筋学说异曲同工……从这一点上来看，面对同一个人体，面对相同的结构，面对由结构失常引发的病症，东西方医学走到一起是必然的。把握结构，调整结构这个'道'，可以让东西方更容易交流，未来围绕结构整合的医学或许会成为中西医学整合的真正契机。"

第 5 节　经筋理论与康复推拿

对于推拿这种手法技术而言，与之直接相关的中医基础理论来自经络学说，特别是与运动功能相关的"经筋"，其次是人体表面的"皮部"。经筋是十二经脉的附属部分，是十二经脉之气"结、聚、散、络"于筋肉、关节的体系。经筋具有联络四肢百骸、主司关节运动的作用。《说文解字》解释为"肉之力也"，"力"是"筋也"，段玉裁注说："筋者其体，力者其用也。"这说明筋是能产生力量的肌肉；而"腱"是"筋本"，是筋附着于骨骼的部分。"筋"是肌肉的总称，经筋的活动有赖于十二经脉气血的濡养和调节，全身筋肉按十二经脉分布划分为十二组肌肉群，以手足三阴三阳命名为十二经筋。对经筋学说进行深入研究，深度发展经筋学说，是推动新时代推拿治疗发展的必然要求。经筋的走向连接，功能变化，与组织、器官、脏腑的关系，病理基础等方面均亟待发展，同时需要将经筋理论与现代康复中的肌筋膜链理论相比较，这将是促进现代中医进步的重要环节。

一、经筋循行

关于经筋的古典记载相对有限，许多已经散失于历史长河。《黄帝内经·灵枢·经筋篇》对于十二经筋有相对比较系统的通篇记载。其按照一条经筋的"结、聚、散、络"，相对完整地描述了十二经筋的循行。有研究者通过对《足臂十一脉》《阴阳十一脉》《灵枢·经脉》及《灵枢·经筋》中对经脉、经筋的排序，属络脏腑，循行方向，衔接及主治疾病等进行分析比较发现，古代针灸治疗的病症大多源于经筋病症。我国现有的标准腧穴中，有62.59%的腧穴贴近经筋痛点，诠释了循经筋痛点是早期腧穴的源头。因此，可以认为经筋与经脉的关系是"一源二歧"的同胞，这为我们更好地认识经络起源提供了新的思路。

二、经筋生理

明·张介宾提出："十二经脉之外而复有所谓经筋者，何也？盖经脉营行表里，故出入脏腑，以次相传；经筋连缀百骸，故维络周身，各有定位。虽经筋所盛之处，则唯四肢溪谷之间为最，以筋会于节也。筋属木，其华在爪，故十二经筋皆起于四肢指爪之间，而后盛于辅骨，结于肘腕，系于关节，联于肌肉，上于颈项，终于头面，此人身经筋之大略也。"十二经筋络缀形体，著藏经络、通行气血，沟通上下、内外，应天序、护脏腑，连属关节，主司运动，体现生命体正常生理功能活动，其功能运作良好，即可保持健康。

三、经筋病理

《黄帝内经·灵枢·经筋篇》通过对"其病"的分析陈述了经筋病理变化。经筋病理基础主要论述经筋性结构受创或发生慢性劳损后，经筋性组织保护性挛缩、扭转、牵拉或位移，或失去平衡时，经筋性组织内部就会产生一系列挤压、挛缩、积聚、粘连、瘢痕等病理性改变，迫使经筋性内循环系统产生阻碍，致筋路受阻、气血瘀滞、营养不良、神经传导不畅及紊乱，形成恶性循环，其是导致临床各类经筋性病症的主要因素。

经筋病候以痛证为多，治疗时反复提到"燔针劫刺，以知为数，以痛为输"。现在许多学者把通过循切和按压找到的压痛点、激痛点、扳机点，以及机体的反应点等，无论是局部的还是远端的，都归结到以痛为腧的概念和范畴中。经筋痛证的病因可以是经筋受到风、寒、湿邪侵袭，也可以是慢性劳损，两者均可导致"筋痹"，即经筋痛证。《内经》云："经脉流行不止，环周不休，寒气入经而稽迟，泣而不行，客于脉外则血少，客于脉中则气不通，故卒然而痛。"当外邪，尤其是寒邪侵袭人体时，经脉气血循行则迟滞，凝涩而不畅行，经脉凝涩而血少，脉气流止而不通，不通则痛。《临证指南医案》指出："积伤入络，气血皆瘀，则流行失司，所谓痛则不通也。"当人体受到创伤及慢性劳损后，血脉受损，引起络破血溢，血瘀气滞，则经脉不通，不通则痛。

疼痛部位不同，其所在的解剖组织也不同，主要有肌筋膜的骨骼附力点，如肩胛骨喙突、肩胛骨内上角、肱骨内外上髁、腰椎棘突旁、横突；肌肉韧带筋膜部位，如项韧带、腰背筋膜；腱鞘处，如屈指肌腱鞘、肱二头肌长头鞘、内外踝；神经的筋膜出口处，如枕大神经项筋膜出口处、颈部皮神经出口处、四边孔，以及臀上皮神经、臀下皮神经、臀中皮神经等筋膜出口处；经常受到挤压的脂肪组织，如髌下脂肪垫、跗骨窦等。近代病理解剖学证实了受压神经的脱髓鞘区是引起自发性疼痛的信息源，不存在感觉神经纤维就不会有疼痛表现，即感觉神经纤维或皮神经是疼痛存在的物质基础。

此外，古人有云："有诸内，必形诸外。""病藏于内，证形于外。"薛己在《正体类要》中指出："肢体损于外，则气血伤于内，营卫有所不贯，脏腑由之不和。"这说明形体内外之间，在生理上是相互联系、相互协调的；在病理上是相互转变、相互影响的。经筋性病症会影响内脏功能活动，内脏病变也会反映到体表经筋之上。这就是筋性内脏病产生的重要机制。治病也分外治法和内治法，内服外用务求达到全面治疗的目的[10-12]。

四、经筋治疗干预

在施治方面，《黄帝内经·灵枢·经筋》中记载的治疗方法均是"治在燔针劫刺，以知为数，以痛为输……"这难免让研究者感到困惑。然而，从历史记载的角度来看，《黄帝内经》是以描述经络等中医基础理论及针灸治疗为主的一本医学典籍，因此选用"燔针"作为治疗手段。据《汉书·艺文志》记载，与《黄帝内经》相同时期的以按摩手法为主要干预手段的《黄帝岐伯按摩》中应该会有关于经筋的深入讨论，以及对经筋病理的手法治疗操作的描述记载。但遗憾的是，《黄帝岐伯按摩》已经不见于世了。

但是从"治在燔针劫刺，以知为数，以痛为输……"来看，可以认为，对于经筋的异常病理情况的治疗可以把握3个关键点：热刺激、得气、阿是穴。

此外，《灵枢·刺节真邪》中"一经上实下虚而不通者，此必有横络盛加于大经，令之不通，视而泻之，此所谓解结也。"为经筋病的论治开辟了新的途径。此处的"解结"可以被认为是除了上述治疗方法之外，另一个利用手法医学干预经筋病症的重要思路。在筋所结之处采用作用于软组织类的手法，或现代康复中的肌筋膜松解等方法可以取得较好疗效。

五、经筋学说与肌筋膜链理论比较分析

肌筋膜链是现代康复医学在解剖学的基础上发展起来的理论，其认为，肌筋膜分布于人体的各个部位，是一个整体性的存在，其将一连串的肌肉和肌腱连接，形成肌筋膜经线。人体结构中最常见的肌筋膜经线有 12 条，分别为前表线、后表线、体侧线、螺旋线、旋线、前功能线、背功能线、浅背臂线、深背臂线、浅前臂线、深前臂线及前深线。"经筋"一词最早见于《黄帝内经·灵枢·经筋》，其中系统论述了十二经筋的循行、病候和治疗。十二经筋是指与十二经脉相应的筋肉部分，起于四肢末端，结聚于骨骼和关节部，或进入胸腹腔内。十二经筋的循行与其同名经脉的循行分布基本一致。十二经脉是经络系统的主干，《黄帝内经·灵枢·海论》指出其"内属于脏腑，外络于肢节"，将人体内外联系成一个有机的整体，具有沟通内外、网络全身、运行气血、协调阴阳等作用。目前，已有相关研究发现，其中 8 条肌筋膜经线在循行路线上与十二经脉中的 9 经脉基本吻合。而与十二经脉分布基本一致的十二经筋与肌筋膜经线在实质、整体性、病理特点、治疗原则，以及临床运用等方面也有着相似之处[13]。

1.肌筋膜链理论对经筋实质探讨的借鉴意义

《说文解字》解释说："筋，肉之力也。从力，从肉，从竹。"这说明"筋"既是指肌腱，也指包含肌肉、韧带等在内的附着在骨骼与关节周围的组织，可谓人体软组织的总称。现阶段的经筋实质研究，尚未对此达成共识。

经筋是肌肉、韧带等软组织系统，是目前对经筋实质较为有共识的认识，认为经筋就是以经脉为纲，对人体肌肉、韧带及其附属组织生理和病理规律的概括和总结。也有人提出了经筋就是神经系统的观点。有研究者通过对解剖、定位、症状、临床及五行理论进行对比分析，论证了《内经》中经筋的实质

是以周围神经的躯体神经为主，包含少部分中枢神经及自主神经功能。

中医的经筋实际上既包括其结构基础——肌肉、韧带等软组织，又包括其效应基础——神经系统。中医的经筋不能被单纯地看作是肌肉、韧带等软组织系统，也不能被单纯地看作是神经系统，而应是包含二者在内的、能够完成人体运动功能的综合体。

在肌筋膜链理论中，Thomas W.Myers 认为，肌肉不是独立存在的，肌筋膜将其包绕、覆盖，并将肌肉与肌肉、肌肉与骨骼连接起来，形成肌筋膜链，对维持身体姿态和产生运动起着重要的作用。《黄帝内经·素问·痿论》提出："宗筋主束骨而利关节者也。"经筋附着、连属于骨关节，对骨关节起到约束和连缀作用。经筋与骨关节构成一个整体，协调配合，以维持人体的正常姿势和完成人体的运动功能。由此可见，无论是肌筋膜链还是经筋，都与肌肉-骨骼系统密切相关，对维持人体的正常姿势和完成人体的运动功能起着重要的作用。

2.经筋学说与肌筋膜链理论的整体思维

中医的整体观念是中医基础理论的精髓，对中医的辨证和治疗起着主导作用，也与肌筋膜链有着密不可分的关系。

十二经筋是十二经脉之气结、聚、散、络于筋肉关节，分布于肌筋膜韧带及肢节的经络连属，是十二经脉的外周部分。它包括全身之筋，并与脉为系。其运行纵横交错，连缀四肢百骸，分布于四肢、头面、躯干等全身各部，使人体成为一个有机整体，具有约束骨骼，主司运动，保护脏腑经络及全身各组织器官的功能。只有"经筋"正常，才能使肢节灵活，身体柔顺，经络血气运行通畅，从而达到阴阳平衡。

肌筋膜连接是指在结构网中连接两个

纵向毗邻区和相邻线性结构的部分,肌筋膜通过肌筋膜连接在"无尽的网络"内连接整个身体。无数个肌筋膜连接构成了肌筋膜经线,而这些经线将肌腱与肌肉等组织连接在一起,从而构成了肌筋膜链。因此,肌筋膜链理论是从整体观去认识肌肉和筋膜等组织之间相互连接、相互影响的关系。另一方面,肌肉骨骼系统是一个张拉整体结构,这种张拉整体结构主要体现在两个方面。①宏观。人体的张力和收缩力之间保持平衡。众多肌肉、骨骼、筋膜及关节构成了人体的"框架",并通过相互协调作用保持张力与收缩力的平衡,以维持人体在各个姿势、动作下的平衡性。而张拉整体结构是个压力分配器,对其中"一角"施加负载,整个结构都会一起协调去适应,负载太大的时候整个架构会被破坏。但是被破坏的部位不一定在受力点附近,可能是在远处的薄弱点,因为力量会沿着张力线分散到整个结构中。因此,在临床上,一组肌肉的长期紧张可引发相关肌肉的相应补偿变化。补偿不足时,就会发生相关肌肉病理变化,从而出现由点到线、由线到面的迁延现象,所以单纯地在局部施治,治疗效果很有限。这种张力的传导充分体现了肌筋膜链系统的整体性。②微观。有研究表明,细胞内有一个具有高度结构性和活性的"肌肉-骨骼系统",它被称为"细胞骨架",每一个细胞器都与其相连并沿其移动。细胞也有其自身的力学平衡,当这种平衡保持稳定时,细胞才有正常的功能和状态;如果力学平衡失去稳定,则会出现问题。这提示我们不能只是关注局部疼痛等症状,而要整体考虑压力和张力在全身的分布,包括每一个细胞内部的力平衡。在理想的姿势下,如果每个细胞都达到了力学平衡,就能够实现最佳的功能状态。

由此可知,不论是从宏观的肌肉-骨骼角度,还是从微观的细胞角度,人体都存在着整体的张拉力平衡观。肌筋膜链理论是西方医学走出微观世界,逐步采用广泛联系的观点看待人体的思维突破,这与中医经筋学说的整体观念不谋而合。

3.经筋学说与肌筋膜链理论的病理特点

《黄帝内经·素问·痿论》提出:"宗筋主束骨而利关节者也。"束者,约束也,束骨即指骨的关节连接问题。关节的辅助结构主要有滑膜皱襞、韧带等,均属于经筋学的范畴,在关节韧带受到被动牵拉力时,其应力点,即韧带在骨骼上的附着点,会出现结筋病灶点。《黄帝内经·灵枢经·刺节真邪》有云:"一经上实下虚而不通者,此必有横络盛加于大经,令之不通,视而泻之,此所谓解结也。"其中的横络,即所谓的结筋点。

肌筋膜疼痛综合征是由激痛点引起的疼痛,是一种慢性疼痛性病症,主要是肌肉和筋膜因无菌性炎症而产生粘连,并有激痛点形成,又称为肌筋膜炎、肌纤维组织炎、纤维织炎、肌肉劳损。激痛点一般分布于肌纤维中央、肌肉肌腱结合处、肌腱附着点。对激痛点采取推拿按摩、针刺(包括针灸、干针、小针刀等)、理疗、自我牵张等治疗后,疼痛即减轻或消失。无论是激痛点还是筋结点,在分布规律上都有着相同之处,其多分布于肌肉肌腱结合处、肌腱附着点等部位,同时与阿是穴有着密不可分的关系。

4.经筋学说与肌筋膜链理论的治疗原则

《黄帝内经·灵枢·经筋》提出:"经筋所过,病之所及。"这反映出经筋病局部选穴的治疗特点、"以痛为腧"的选穴原则,以及"燔针劫刺"的治疗方法,可作为经筋疗法的理论基础。唐代医家孙思邈在《千金要方》中指出:"有阿是之法,言人有病痛,即令捏其上,若里当其处，不问孔穴，即得便快成痛处，即云阿是，灸刺皆验，故曰阿是穴也。"首先提出"阿是穴"，这是《内经》以痛为腧理论的继承与发扬。张介宾指出："以痛为输，即其痛处是穴也。"另一方面，十二经筋的功能活动依赖经络气血濡养，所以体表的筋肉疾病与经脉内脏的生理、病理影响息息相关，因此在治疗经筋病时，除局部取穴外，还要选取经脉上的腧穴，将局部取穴和同名经远端取穴相结合。

在肌筋膜链理论中，其治疗原则包括：①首先处理局部疼痛部位；②在局部处理无效或疗效欠佳的情况下，寻找与疼痛部位相关联的肌筋膜组织部位进行处理，通过对远隔相关部位的组织结构进行手法调整，或配合姿势调整及有针对性的动作训练指导，使整体的张拉力状态得到平衡，从而改善疼痛症状。这一治疗原则与传统康复方法中针灸、推拿治疗选取"阿是穴"，并配合循经远端取穴的"远近配穴"法则的思路相吻合。

5.关于经筋学说与肌筋膜链理论临床运用思路的探讨

经筋学说可应用于推拿、针刺以及火罐疗法、艾灸疗法、刮痧疗法等各种理疗方法的实施过程中，不仅可治疗急慢性软组织损伤及神经麻痹症，还通过观察人体筋肉的反应直接了解内脏疾病，并通过对经筋的调理治疗内脏疾病。

在诊断上，可以借鉴肌筋膜链理论对患者进行姿势评估、步态分析，以做出更直观、客观的判断，从而在治疗上突破经筋病"以痛为腧"的针灸治疗原则，尤其是在姿势调整和动作训练辅导方面更具明显优势，这恰恰是针灸治疗疼痛性疾病过程中被长期忽略的重要一环。在运用上，肌筋膜链理论在推拿领域、康复、运动领域，以及其他领域，

对于软组织损伤的治疗、运动康复训练和形体训练均有着重要的实践意义。

综上所述，经筋学说与肌筋膜链理论在诸多方面均有相同之处，临床上，经筋疗法不仅能治疗肌肉、神经系统疾病，对于脏腑相关性疾病也有一定治疗效果，而肌筋膜链理论在姿势调整和运动疗法辅导方面具有明显优势。可将肌筋膜链理论与经筋理论相结合，运用于针灸、推拿及运动康复等领域，以更好地治疗急慢性软组织损伤及脏腑疾病。同时，可为经筋的现代研究开辟新的思路，从生物力学角度来说，其张拉力平衡观对于推拿手法力度的规范化治疗及康复的评定具有重要指导意义。

[附]《黄帝内经·灵枢》第十三篇 经筋篇

● 足太阳之筋，起于足小趾，上结于踝，邪上结于膝，其下循足外侧，结于踵，上循跟，结于腘；其别者，结于腨外，上腘中内廉，与腘中并上结于臀，上挟脊上项；其支者，别入结于舌本；其直者，结于枕骨，上头，下颜，结于鼻；其支者，为目上网，下结于頄；其支者，从腋后外廉结于肩髃；其支者，入腋下，上出缺盆，上结于完骨；其支者，出缺盆，邪上出于頄。其病小趾支跟肿痛，腘挛，脊反折，项筋急，肩不举，腋支缺盆中纽痛，不可左右摇。治在燔针劫刺，以知为数，以痛为输，名曰仲春痹也。

【注释】本段主要叙述了足太阳经筋的循行、所主疾病以及治疗方法。所谓"仲春痹"，其是一种以一年四时的顺序命名疾病的方法，一年四季中的每个季节各有三个月，按照孟、仲、季排列，分别命名其中的一个月，如孟春、仲春、季春等。这既是标示时间的一种方法，也可以用来表示阴阳盛衰的情况。在经筋病治法上，本段着重介绍的是针

刺疗法。"燔针劫刺"是一种以火针治疗的方法，目前其在临床上也有应用，但这种治疗方法有一定的适用范围，并不是很常用，需要谨慎使用。"结于腨外"，腨指小腿后侧。"从腋后外廉结于肩髃"，外廉指外侧缘；肩髃，即肩部、三角肌上。肩髃亦是人体腧穴之一，属于手阳明大肠经，出自《灵枢·经别》。此腧穴在肩部、三角肌上，手臂外展或向前平伸时，位于肩峰前下方凹陷处；有疏经通络、理气化痰的作用；主要用于治疗肩臂挛痛、上肢不遂、瘾疹等病症。本句意思是"从腋窝后侧的外廉，上行结聚于肩髃部。""邪上出于頄"，頄指眼眶下的高骨，即颧骨。"治在燔针劫刺，以知为数，以痛为输"，燔针，即火针，指烧红的针；劫刺，是一种针刺的手法，即快速地进针和出针的刺法；知，通"至"，指达到治疗的效果，即病愈；以痛为输，指在痛处取穴，即取天应穴、阿是穴。】

● 足少阳之筋，起于小指次指，上结外踝，上循胫外廉，结于膝外廉；其支者，别起外辅骨，上走髀，前者结于伏兔之上，后者，结于尻；其直者，上乘眇季胁，上走腋前廉，系于膺乳，结于缺盆；直者，上出腋，贯缺盆，出太阳之前，循耳后，上额角，交巅上，下走颔，上结于頄；支者，结于目眦为外维。其病小指次指支转筋，引膝外转筋，膝不可屈伸，腘筋急，前引髀，后引尻，即上乘眇季胁痛，上引缺盆、膺乳、颈维筋急。从左之右，右目不开，上过右角，并跷脉而行，左络于右，故伤左角，右足不用，命曰维筋相交。治在燔针劫刺，以知为数，以痛为输，名曰孟春痹也。

【注释：本段论述了足少阳经筋的循行路线、所主疾病及治疗方法。"上走髀"，髀指大腿或者大腿外侧。"上乘眇季胁"，眇指胁下空软处；季胁指胁下小肋骨。《黄帝内经·素问·脉要精微论第十七》："尺内两旁，则季胁也，尺外以候肾，尺里以候腹。"《难经·论

脏腑》四十五难："腑会太仓，脏会季胁，筋会阳陵泉，髓会绝骨，血会膈俞，骨会大抒，脉会太渊，气会三焦外，一筋直两乳内也。"本句意思是"（其直行的一支）向上行至胁下空软处及季胁部位。""结于尻"指尾骶部。】

● 足阳明之筋，起于中三指，结于跗上，邪外上加于辅骨，上结于膝外廉，直上结于髀枢，上循胁属脊；其直者，上循骭，结于缺盆；其支者，结于外辅骨，合少阳；其直者，上循伏兔，上结于髀，聚于阴器，上腹而布，至缺盆而结，上颈，上挟口，合于頄，下结于鼻，上合于太阳。太阳为目上网，阳明为目下网；其支者，从颊结于耳前。其病足中指支胫转筋，脚跳坚，伏兔转筋，髀前踵，癫疝，腹筋急，引缺盆及颊，卒口僻；急者，目不合，热则筋纵，目不开，颊筋有寒，则急，引颊移口，有热则筋弛纵，缓不胜收，故僻。治之以马膏，膏其急者；以白酒和桂，以涂其缓者，以桑钩钩之，即以生桑炭置之坎中，高下以坐等。以膏熨急颊，且饮美酒，啖美炙肉，不饮酒者，自强也，为之三拊而已。治在燔针劫刺，以知为数，以痛为输，名曰季春痹也。

【注释：本段论述了足阳明经筋的循行路线、所主疾病及治疗方法。"上循骭"，骭指小腿骨。《灵枢·经脉》："循膺、乳、气街、股、伏兔、骭外廉、足跗上皆痛，中指不用。""癫疝"，癫指：①阴囊肿大；②女性阴户病。"三拊而已"，拊指抚摸。】

● 足太阴之筋，起于大指之端内侧，上结于内踝；其直者，络于膝内辅骨，上循阴股，结于髀，聚于阴器，上腹结于脐，循腹里，结于肋，散于胸中；其内者，着于脊。其病足大指支内踝痛，转筋痛，膝内辅骨痛，阴股引髀而痛，阴器纽痛，下引脐两胁痛，引膺中脊内痛。治在燔针劫刺，以知为数，以痛为输，命曰孟秋痹也。

【注释：本段介绍了足太阴经筋的循行

路线、所主疾病及治疗方法。"络于膝内辅骨"，辅骨指腓骨。腓骨为下肢小腿长骨之一，较细，位于小腿外侧。其上端膨大处称为腓骨小头，其内上方有关节面与胫骨的腓关节面相接关节；下端较膨大处称为外踝，其内侧面有平坦的外踝关节面，参与构成踝关节。此骨细长，起辅助、支持作用。腓骨损伤较多见，单纯腓骨骨折对下肢负重影响较小，但胫腓骨间神经、血管较多，易同时受损，故处理时应十分注意。】

• 足少阴之筋，起于小指之下，并足太阴之筋，邪走内踝之下，结于踵，与太阳之筋合，而上结于内辅之下，并太阴之筋，而上循阴股，结于阴器，循脊内挟膂上至项，结于枕骨，与足太阳之筋合。其病足下转筋，及所过而结者皆痛及转筋。病在此者，主痫瘛及痓，在外者不能挽，在内者不能仰。故阳病者，腰反折不能俛，阴病者，不能仰。治在燔针劫刺，以知为数，以痛为输。在内者熨引饮药，此筋折纽，纽发数甚者死不治，名曰仲秋痹也。

【注释：本段论述了足少阴经筋的循行路线、所主疾病及治疗方法。"主痫瘛及痓"，痫指癫痫；瘛指肌体、肌肉抽动、抽掣的一种病证；痓指痉挛。"腰反折不能俛"，俛是"俯"的异体字。】

• 足厥阴之筋，起于大指之上，上结于内踝之前，上循胫，上结内辅之下，上循阴股，结于阴器，络诸筋。其病足大指支，内踝之前痛，内辅痛，阴股痛转筋，阴器不用，伤于内则不起，伤于寒则阴缩入，伤于热则纵挺不收，治在行水清阴气；其病转筋者，治在燔针劫刺，以知为数，以痛为输，命曰季秋痹也。

【注释：本段论述了足厥阴经筋的循行路线、所主疾病及治疗方法。】

• 手太阳之筋，起于小指之上，结于腕，上循臂内廉，结于肘内锐骨之后，弹之应小指之上，入结于腋下；其支者，后走腋后廉，上绕肩胛，循颈出走太阳之前，结于耳后完骨；其支者，入耳中；直者，出耳上，下结于颌，上属目外眦。其病小指支肘内锐骨后廉痛，循臂阴，入腋下，腋下痛，腋后廉痛，绕肩胛引颈而痛，应耳中鸣痛引颌，目瞑良久乃得视，颈筋急，则为筋瘘颈肿，寒热在颈者。治在燔针劫刺之，以知为数，以痛为输。其为肿者，复而锐之。本支者，上曲牙，循耳前属目外眦，上颌结于角，其痛当所过者支转筋。治在燔针劫刺，以知为数，以痛为输，名曰仲夏痹也。

【注释：本段论述了手太阳经筋的循行路线、所主疾病及治疗方法。"结于肘内锐骨"，锐骨有高骨之意，此处指肘内的高骨。"则为筋瘘"，筋瘘，即筋瘘颈肿。张介宾注："即鼠瘰之属。"即瘰疬，俗称鼠疮，中医病症名，指颈淋巴结结核，由结核杆菌侵入颈淋巴结引起。一般在颈部、锁骨上淋巴结出现单个或成串肿大，严重时化脓向外穿破，形成瘘管。】

• 手少阳之筋，起于小指次指之端，结于腕，上循臂，结于肘，上绕臑外廉、上肩、走颈，合手太阳；其支者，当曲颊入系舌本；其支者，上曲牙，循耳前，属目外眦，上乘颌，结于角。其病当所过者，即支转筋，舌卷。治在燔针劫刺，以知为数，以痛为输，名曰季夏痹也。

【注释：本段论述了手少阳经筋的循行路线、所主疾病及治疗方法。"其支者，当曲颊入系舌本"，曲颊指下颌角。曲颊（面旁也，在耳下，亦名蕃）属足少阳胆经、手阳明大肠之会（《黄帝内经·灵枢》曰："蕃者，颊侧也；蔽者，耳门也。"又曰："足少阳之脉……下耳后……合于手少阳，抵于，下加颊车。"沈承之曰："曲颊前寸许，属手阳明大肠；曲颊后，属足少阳胆经")。本句意思是"从颈部分出的一支，在下颌角的部位深入于里，连接舌根。""其支者，上曲牙……结于角"，曲牙为人体部位名，即曲颊。颊是面的两旁，因其屈而向前，故称曲颊，指下颌骨角。《黄帝内经·灵枢·本输》："手太阳，当曲颊。足少阳，在耳下曲颊之后。"《黄帝内经·灵枢·经筋》："手太阳之筋……上曲牙……"《黄帝内经·素问·气穴论》："曲牙二穴。"王冰注："为颊车穴也。"本句意思是"另一分支，向下走行至颊车穴，沿着耳部向前行进，连接外眼角，向上经过额部，最终结聚在额角。"】

● 手阳明之筋，起于大指次指之端，结于腕，上循臂，上结于肘外，上臑，结于髃；其支者，绕肩胛，挟脊；直者，从肩髃上颈；其支者，上颊，结于頄；直者，上出手太阳之前，上左角，络头，下右颔。其病当所过者，支痛及转筋，肩不举，颈不可左右视。治在燔针劫刺，以知为数，以痛为输，名曰孟夏痹也。

【注释：本段论述了手阳明经筋的循行路线、所主疾病及治疗方法。"结于頄"，頄为人体部位名，即颧部。《灵枢·经筋》："足太阳之筋……其支者，为目上网，下结于頄。"张景岳注："目下曰頄，即颧也。"】

● 手太阴之筋，起于大指之上，循指上行，结于鱼后，行寸口外侧，上循臂，结肘中，上臑内廉，入腋下，出缺盆。结肩前髃，上结缺盆，下结胸里，散贯贲，合贲下抵季胁。其病当所过者，支转筋，痛甚成息贲，胁急吐血。治在燔针劫刺，以知为数，以痛为输，名曰仲冬痹也。

【注释：本段论述了手太阴经筋的循行路线、所主疾病及治疗方法。】

● 手心主之筋，起于中指，与太阴之筋并行，结于肘内廉，上臂阴，结腋下，下散前后挟胁；其支者，入腋，散胸中，结于臂。其病当所过者，支转筋前及胸痛息贲。治在燔针劫刺，以知为数，以痛为输，名曰孟冬痹也。

【注释：本段论述了手厥阴经筋的循行路线、所主疾病及治疗方法。"结于臂"，臂，根据《甲乙经》《太素》作"贲"，指胸膈部。】

● 手少阴之筋，起于小指之内侧，结于锐骨，上结肘内廉，上入腋，交太阴，挟乳里，结于胸中，循臂下系于脐。其病内急心承伏梁，下为肘网。其病当所过者，支转筋，筋痛。治在燔针劫刺，以知为数，以痛为输。其成伏梁唾血脓者，死不治。经筋之病，寒则反折筋急，热则筋弛纵不收，阴痿不用。阳急则反折，阴急则俛不伸。焠刺者，刺寒急也，热则筋纵不收，无用燔针，名曰季冬痹也。

足之阳明，手之太阳，筋急则口目为僻，眦急不能卒视，治皆如右方也。

【注释：本段论述了手少阴经筋的循行路线、所主疾病及治疗方法。】

第 3 章

康复推拿学技术方法

第1节 传统推拿手法分析

中医推拿历史悠久,积累了大量独具特色的有关手法技术的应用经验。在新中国成立伊始,上海推拿名家牵头组织全国各地方各流派,集合各家之长,梳理出了6大类基本推拿手法,形成中医推拿全国统一的高等教育教学教材,包含摆动类、挤压类、摩擦类、振动类、叩击类及运动关节类常用推拿手法共30余种,基本涵盖了传统推拿各流派的特点、特色,形成了现代推拿教学体系,并逐步形成推拿学科。在推拿学术活动不断推进的过程中,推拿界不断努力提高认识,同针灸、骨伤、儿科等各学科交流学习,经过数十年发展,取得了巨大进步。为推动中医推拿学科发展,手法技术必须要有实质性的发展,这是毋庸置疑的。近几十年来,推拿手法的规范化进展取得了一定进步,但由于手法操作的个人经验主义长期存在,规范化效果远不理想,难以有所突破。此外,手法技术的改良发展更是少有突破。

湖南中医药大学何清湖教授曾经提出:"中医要创新,必须是在继承的基础上去创新。"没有继承的创新是无本之木、无源之水。推拿手法功法的继承从表面来看是从师傅那里学到的技术方法,实际上则应该对其内涵进行深入分析。对传统推拿手法进行深入剖析,将有利于在继承传统的基础上发现更有利于临床应用的现代推拿手法技术。本章将从几种常见推拿手法的动作特点入手,从生物力学视角进行分析,并探讨其临床应用,以求抛砖引玉,引发进一步思考。

一、按法

【简介】

早在《黄帝内经》中就有"按跷""按摩"的记载,按法无疑是最古老的推拿手法之一。《黄帝内经·素问·举痛论》中记载:"按之则血气散,故按之痛止。""按之则热气至,热气至则痛止矣。"这说明按法在推拿中主要起到止痛和通经的功效。按法的定义为:以指、掌、肘等部位节律性地按压施术部位。《厘正按摩要术》指出:"按字,从手从安,以手探穴而安于其上也。"因此,从中医文化角度来看,按法应重点体现"按"字中的"安"的意义,一般理解为按法在操作时要"按而留之",体现"安稳""安定"的中医内涵对人体的作用。

【动作特点】

1.着实施力:按法操作时,宜使用较为稳定的手指螺纹面、手掌掌根、肘臂等部位着力。着力部位要压实体表,不可左右移动(图3-1和图3-2)。

2.垂直施力:虽然手指、手臂并不一定与体表垂直,但用力方向要与体表垂直。一般利用术者部分身体重力施加按压。

3.得气为度:按压力量由轻到重、稳而持续地增加。在力量不断增加的过程中,当受术者表示有酸、胀、热、麻等感觉时,即称为"得气"。按法"以得气为度",当受术者"得气"之后,则保持此力度,不再增加,以免引起不适。

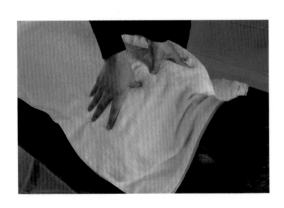

图3-1　指按法。

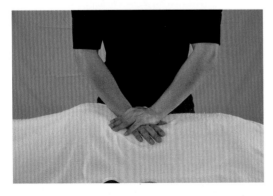

图3-2　掌按法。

4.按而留之:当按压力量达到要求后,须稍停片刻,称为"按而留之"。一般在以保健为目的的操作中,"留"的时间只需片刻即可;而对于需要重点刺激的穴位,"留"的时间可以依术者经验而定,如3~5秒的停留。停留之后缓慢撤力,再重复之前的步骤:加压—得气—停留—撤力,要缓慢、有节奏性。

5.按揉结合:一般按法操作时,可同时配合揉法,形成复合手法——"按揉法"。常用的按揉结合方式有按揉结合、带揉撤力、按一揉三等,不同术者有不同的习惯,并无优劣之分。其主要目的包括:①叠加揉法的作用,增强按法的刺激作用;②活血行气,消除按压后的酸胀不适。

【生物力学分析】

从常规操作的按法来看,其基本力学模式主要是"加压—得气—停留—撤力"几个步骤(图3-3)。

关于按法力学分析的研究较多。有研究者基于指按法的临床应用、文献记载和试验数据对指按法的操作参数进行理论探讨和力学分析,并重点通过采集推拿医师和推拿专业教师的拇指按法操作,观察操作力量、时间等因素,并讨论其与"按之则热气至"的热效应之间的量效关系。观察结果显示,操作力度和时间是指按法热效应产生的关键因素,随着力度增加和时间增长,热效应亦增强,热效应到达最大值后逐渐平稳。两个

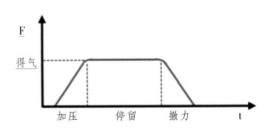

图3-3　按法力学模式图。

因素中，按压时间对即刻热效应的影响较大，按压力度对热效应持续时间的影响较大。试验数据也证实了临床操作的经验事实，并不是操作时间越久越好，也不是力度越大越好。试验数据提示，临床上，要想提高按压后热效应，指按时间增加到 7 分钟 30 秒，力度保持中等即可；如果想增加手法后热效应，可以适当增加力度[14]。

【临床应用探讨】

用手施加的压力作用于人体，是按压类手法的基本形式。按压类手法操作在世界上诸多手法医学中均有应用，主要应用于疼痛感觉抑制、压迫止血、关节松动或复位等方面。

中医推拿按法也不例外。中医按法讲究的"按而留之"和对穴位的刺激等操作特点在临床中取到了较好的应用效果。"按而留之"体现了一定的中医文化内涵，包括"和谐""安稳"等意义，而将穴位点按与现代康复中的"激痛点疗法"等手段进行对比的探讨和研究，可能成为中西方医学交流的一个切入点。

二、摩法

【简介】

摩法是最古老的推拿按摩手法之一，从甲骨文分析，早在殷商时期，摩法就已被广泛使用。其中摩腹手法一直沿用至今，成为北派腹诊推按流派代表性手法之一。摩法的定义是：术者将指面或掌面轻放于体表治疗部位上，并做以环形动作为主的有节律的抚摩动作。

【动作特点】

1.轻触体表：摩法操作时，术者用手指面、掌面轻轻接触受术者体表。在摩擦类手法中，甚至在几乎所有手法中，摩法的着力是最轻的（图 3-4）。

2.环形抚摸：术者顺应受术者体表皮肤，使用手臂带动做抚摸运动，只在皮肤表面进行轻度摩擦，不带动皮肤。传统摩法包括"团摩""直摩"，然而临床上一般采用环形运动轨迹的摩法，主要是增大摩擦触觉感受面积和保持动作连贯。

【生物力学分析】

摩法的主要作用是对皮肤上的触觉感受器产生触觉刺激，以受术者皮肤表面的感受为主，而非以压力的形式作用于人体肌体深层，这是因为其只产生不带动皮肤的轻度摩擦。在摩法操作时，操术者将手部置于受术者皮肤表面，如果术者手部完全放松，可能将手臂重量压在受术者皮肤上导致压力过大，因此需要用肩臂部肌肉适度发力，使肩臂上提一些，抵消掉大部分手臂向下的重力。

【临床应用探讨】

摩法是传统推拿中最轻柔缓和的手法，用于治疗痛证，可以舒缓疼痛、行气活血；用于治疗消化系统疾病，可以和中理气、消积导滞。

摩法对痛证的缓解作用可用闸门学说

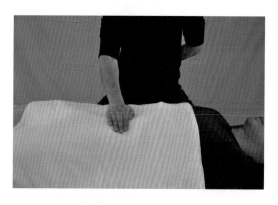

图 3-4　掌摩法。

理论进行解释:摩法中的摩擦动作主要刺激皮肤、毛囊等处的触觉感受器,其信息由 Aβ 纤维传入。因其信号较为强烈(Aβ 纤维较粗大,且有髓鞘),可以部分抑制 C 纤维的痛觉传递、压力感受器的神经信号传递,以打破疼痛发生的恶性循环,达到舒缓疼痛的目的。这个机制与肌内效贴扎技术的部分原理相同,是以触觉抑制痛觉,从而缓解疼痛的有效技术(图 3-5)。

摩法对消化系统的调节作用,也与刺激腹部皮肤的触觉感受器有关。例如,临床常用的"摩腹"手法,虽然用力比指摩法稍重,但是用手掌着力仍应以不带动腹部皮肤为宜。从其作用机制来看,摩腹手法刺激腹部皮肤触觉感受器,通过较为敏感的触觉信息调整神经系统,特别是腹腔神经丛,调节胃肠蠕动速度和腺体分泌,从而达到和中理气、消积导滞的效应。腹腔神经丛又称为太阳丛,其分布于腹腔器官的周围,是交感神经及副交感神经的分支,是最大的自主神经丛,其信号传递机制十分复杂,对于消化道蠕动节律、腺体的分泌等均起到相当大的调节作用,并可以通过脑肠轴影响人体神经系

统整体功能。因此,摩腹法操作时应以产生触感为主,用力不应过重,否则会适得其反。许多术者把摩腹法操作得如同揉法,想通过力量挤压来促进胃肠功能,实际作用反而不大。

三、推法

【简介】

中医的推法源自生活中的"推",即把一个物体向前推动。用一个平稳的力量将比较重的物体向前推动,基本动作是直线、单方向向前的。因此,推法的定义是:以指或掌、肘等着力于施术部位上,做单方向直线推动。中医推拿中的推法包括用于成人的推法和小儿推拿常用的推法。小儿推拿的推法轻快柔和,是刺激体表穴位的操作,对于调整小儿脏腑、阴阳平衡有较好作用。下文讨论的主要是用于成人的推法,包括平推、分推,可用手指、手掌及肘部操作。

【动作特点】

1.紧贴体表:术者使用手指螺纹面、手掌掌根或肘部尺骨鹰嘴着力于受术者体表,在充分着力的前提下,施加适度的力量稍压紧体表。也可以在刚开始操作时压力稍轻,而后逐渐加重,以足够深重,但不影响顺畅推动为宜。

2.直线推进:除分推以外,推动的方向一般呈直线。但需要考虑患者体表轮廓,灵活地使用手腕,以保证推进顺畅。例如,在推腰背部时要对胸椎、腰椎的生理曲度有所认识,从背部推到腰部时不应有落空。同时,考虑到术者身体结构,在使用"开天门""推坎宫"及肘推法等操作时,为了保证推动不受阻,可以向后拉拽,即向术者着力部位近心端支撑关节方向"拉",来实现"推"的效果。例如,肘推法操作时,如果在受术者体表操

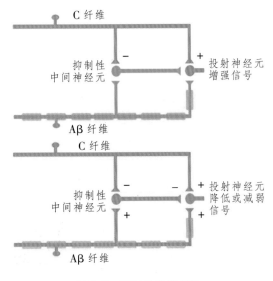

图 3-5   闸门学说模式图。

作，且体表涂有按摩油，一般可以向前推。但如果没有润滑，则向后（肩关节方向）拉拽才能比较顺畅。

3.压力均匀：传统推法操作要求实现均匀地推动，这与筋膜疗法中的推动操作要求一致。即从推动开始到结束，施于受术者的压力是没有明显减弱或加重的。因此，在推法操作时，用力必须由大关节带动或由身体重心的移动来实现。例如，指推法"开天门"需要用手臂连同腕部带动手指着力面向后拉动；掌推法、肘推法必须通过下肢的步态变化来移动重心将手臂推出，才能确保压力均匀一致。此处的步态变化一般是由虚步向前变为弓步。

4.速度缓慢：由于推法操作着力较重，并且需要将作用力渗透于皮肤之下的筋膜层，所以推进速度宜根据着力面的摩擦系数不同（皮肤、衣物或按摩巾）进行调整，术者应缓慢而谨慎地推动，体会力量渗透的感觉，不可出现突然失去支撑而打滑的现象（图 3-6）。

【生物力学分析】

推法作用于人体体表的基础力是垂直压力，并以此为基础施加平移推进力量。操作过程中可产生明显的表面摩擦，但更重要的是受术者皮下各层软组织会出现内部滑动摩擦。至于推法作用力涉及的深度是在皮下筋膜层、脂肪层、深筋膜层还是骨骼肌表层，因压力大小不同而不同，并且与受术者软组织含水量和紧张程度有关（图 3-7）。

【临床应用探讨】

中医认为，推法有疏松经筋、通经活络的作用，有利于维持经筋的正常功能和修复软组织，可广泛应用于慢性腰肌劳损、软组织运动损伤等病症。从现代医学意义来看，类似于筋膜手法的中医推法对于软组织修复有明显促进作用，这可能与减少受损筋膜纤维化瘢痕组织形成有关。推法作用于较为深层的软组织之间，对于加速体液流动、血液循环、组织代谢都有显著作用，还有利于加速纤维化过程中代谢产物的排泄和功能重建。

此外，临床上常将推法作为脊柱、软组织触诊的重要方法。因此，在临床操作中，可以将推法作为初始手法应用，需要术者用手指、手掌触感比较灵敏的部位着力，在推法操作过程中仔细体会皮下各层筋膜松紧度、骨骼肌张力、骨骼结构等信息。

四、揉法

【简介】

《厘正按摩要术》中提到"柔以和之"，揉

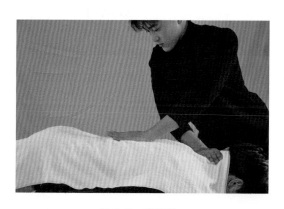

图 3-6　掌推法。

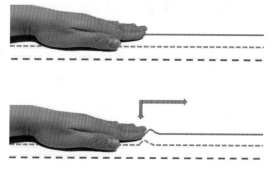

图 3-7　推法作用于筋膜示意图。

法无疑是给受术者带来轻柔、放松感觉的手法。当肌肉紧张、头部发紧、疼痛时，可以用揉法来"以柔克刚"。揉法与日常生活中揉面团的动作虽有一定联系，但有明显不同，推拿中的揉法是以指、掌或其他部位吸定在体表施术部位上，带动皮下组织，做轻柔缓和、环旋揉动的手法。"放松""吸定""环旋揉动"是其核心要求。

【动作特点】

1.放松：要求当手指螺纹面、手掌（单掌或叠掌）、前臂尺侧等部位着力于体表时，术者各部位关节均应放松，以保证操作时的柔和性（图3-8）。

2.吸定：将身体放松后，应注意利用手臂重力施加于受术者肌体，将指、掌、手臂的着力部位"吸定"于受术者体表，防止在揉动时产生表面摩擦力。

3.环旋揉动：放松吸定之后，一般由上级关节带动着力部位产生环旋运动，带动皮下软组织随之运动。例如，指揉法可采用腕、肘关节带动；前臂揉法可采用肩关节带动。

【生物力学分析】

揉法产生的带动皮下组织的揉动，因要求"吸定"而避免了大量体表的外部摩擦，转而产生了皮下各层软组织之间充分的内部

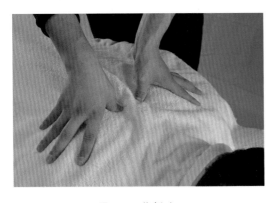

图3-8　指揉法。

摩擦。从效应上来讲，这种"内摩擦"增强了筋膜之间的体液流动，加快了代谢。特别是因损伤等刺激而痉挛的软组织，在内摩擦力的作用下，可以得到舒缓，至少短期内有效。

【临床应用探讨】

总体上来讲，揉法是一种相对轻柔的软组织放松手法，临床上一般用于放松肌体或作为重刺激手法的辅助，如结合按法、点法等形成"按揉法""点揉法"等。

根据揉法操作时施加的压力层次不同，松解的目标软组织层次也有所不同：轻则可放松皮下筋膜层，重则有助于松解骨骼肌较深层的纤维损伤性痉挛。

五、一指禅推法

【简介】

一指禅推法，是中医推拿南派一指禅推拿流派的代表性手法。其命名借用了少林禅宗"一指禅"的含义，重点强调了用拇指操作和术者需意念集中。显然，"禅"的含义主要指意念集中的状态，这个要求在一指禅推法操作中至关重要。一指禅推法的定义为：术者以拇指指端或螺纹面等部位着力，通过前臂的主动摆动，带动腕部往返摆动，使产生的功力通过拇指持续不断地作用于施术部位或穴位上。

【动作特点】

一指禅推法的基础练习称为"悬腕握拳式"练习。待基础练习动作熟练后，可以随受术部位的情况进行衍生变化，形成偏锋一指禅推法、推摩法/扶推法、跪推法等技术动作。开展悬腕握拳式练习时，一般取端坐位，并在手法练习袋上进行。

1.意念专注："禅"指梵文"dhyanna"，汉

语译为"静虑，思维修"，即心于一境，冥想妙理。一指禅推法在操作时对于注意力的要求，可以理解为：采用拇指作为着力面，由于面积较小，将力量集中于拇指施加刺激时需要对动作和力量进行控制，此时需要集中精神。

2.姿势放"松"：要求身体姿势端正，身心放松。具体到手臂姿势则要求做到沉肩、垂肘、悬腕、掌虚、指实5步。①沉肩。肩部放松，不耸肩或抬肩，腋下空松、能容一拳。②垂肘。肘部下坠，通过沉肩、垂肘，术者应能感觉到手臂重力下沉，并把它作为一指禅推法的基础力量来源，不能也不需要抬起手臂加力操作。③悬腕。腕部在放松的基础上，屈曲90°~110°，腕关节不可勉强屈曲，如果手腕僵硬无法实现要求的角度，则需要进行腕部放松训练或拉伸术，使腕关节得以松弛；也可以采用易筋经中的"摘星换斗式"的"旋臂勾手"练习来加强手腕的灵活性。④掌虚。手掌第2~5掌骨均应放松，同时示指、中指、环指、小指四指均应放松，虚握拳，特别注意小指不应勾起。⑤指实。将拇指自然伸直，垂直放置在受术部位上吸定着力。接触着力的具体部位因术者本身的拇指指间关节背伸角度的不同，可以为螺纹面或指端等。沉肩、垂肘时，术者可体会到手臂重力产生的压力由第1掌骨至拇指着力部位。术者需要努力将力量和注意力均集中到拇指着力面上(图3-9)。

3.动作结构：一指禅推法以肘关节为支点，前臂摆动(肘关节屈伸运动)，带动放松的手腕，再带动拇指摆动(拇指掌指关节做背伸和屈曲运动)，将作用力传递到拇指指端或螺纹面产生推摆动作(图3-10)。

4.紧推慢移：一指禅推摆动作定点练习要求吸定，但循经脉移动也是必需的。这个看似矛盾的要求，可以用"紧推慢移"来调

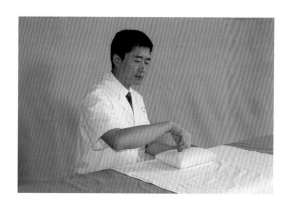

图3-9　一指禅推法操作姿势。

和。紧推慢移指一指禅推法操作频率比较快，一般为120~160次/分，动作连绵不断；而"慢移"是指缓慢地、潜移默化地移动，初学者可尝试在每次推摆收力时稍做移动，以实现"慢移"。

5.衍化动作：①"推摩法"/"扶推法"。将握拳的四指自然打开，轻触旁侧，或摩擦，或稍定点支撑，在颈项、四肢部位操作时明显有助于拇指的吸定，防止打滑。②跪推法。将拇指屈曲，使用指间关节突起部着力，由于力矩变短，有利于增强刺激量，一般用于重点刺激穴位或痉挛较重的软组织；但拇指指间关节突起部皮肤较薄弱，需注意防止破损。③偏锋一指禅推法。将手腕自然伸平，用拇指指甲桡侧着力，做轻刺激的推摆，操作时四肢自然舒展，随推摆而充分摆动，如双手操作被称为"蝴蝶双飞"，极具中医特色。④缠法。将一指禅推法(包括偏锋一指禅推法)操作频率加快到220次/分以上即为"缠法"，由于其频率加快，摆动幅度和着力力度就会相应变小，刺激层面相对变浅，故一般应用于皮下浅层。

【生物力学分析】

一指禅推法的用力不同于指按法，主要利用手臂重力，以前后推摆的形式作用于受

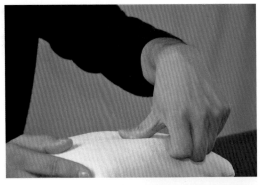
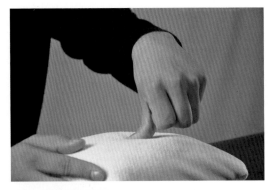
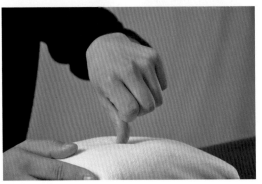

图 3-10   一指禅推法摆动三连拍。

术者体表。在实施过程中,各动作要领都很重要。"沉肩垂肘"是用力的基础,只有体会到肩肘放松,才能充分利用手臂重力,而不需要额外加力(额外加力往往会导致动作僵硬);悬腕的角度近乎呈直角,保证了手臂重力最大限度地传递到第 1 掌骨(图 3-11)。

在动作上,腕关节和拇指掌指关节在将手臂产生的推摆动作转化为拇指碾压形式的过程中起到了"转化器"的作用。在腕关节摆动和拇指小关节屈伸过程中,持续的手臂重力转化为轻重交替的拇指碾压力。

【临床应用探讨】

"循经络,推穴道",是一指禅推拿专著《一指定禅》中对一指禅推法的临床作用的描述。"推穴道"是指对穴位或激痛点的压力刺激,有类似于按法的作用;"循经络"是指沿着经络、经筋走行方向进行梳理,有一定的"理筋"作用,在刺激穴位点的基础上增加了手法刺激的连续性,以及对部位整体功能

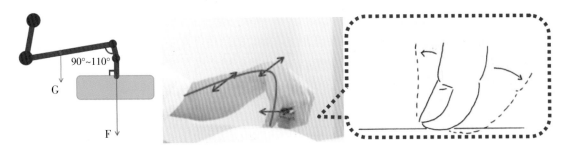

图 3-11   一指禅推法力学模型图。

的调整作用。

一指禅推法在临床应用中主要可分为两个部分：一部分是针对软组织损伤经络不通、经筋受损导致的疼痛和功能障碍；另一部分是针对内外科杂病采用"以指代针"的治疗。一指禅流派第二代传人丁凤山擅长用一指禅推拿中的缠法治疗外科痈疽、喉痹、乳蛾等。该法对内外科杂病的治疗效果是被传统一指禅推拿大家们所津津乐道的，其刺激与穴位的特异性结合有明显的关系，但不在本书探讨范围之内。

六、㨰法

【简介】

在中医推拿手法中，㨰法的历史相对较短，其是 20 世纪 40 年代初由一指禅推拿流派第四代传人之一的丁季峰老先生在一指禅推拿流派辅助手法滚法的基础上改良而成的，因此有些资料称之为"丁氏㨰法"。㨰法指用手背部尺侧着力，通过前臂的旋转和腕关节的屈伸运动，使着力部位在体表进行连续的滚动的手法。究其来源，是丁季峰在结合中医经络学说及现代医学解剖、生理等，对于一指禅推拿流派辅助手法中的"滚法"改良发展而来。经过变化发展，㨰法充分利用了人体手部结构和用力优势，动作刺激面积大，作用力强，而柔和、深透作用明显，一直是南派推拿/海派推拿的代表性推拿手法，目前更是整个推拿界中比较常用的手法之一。

【动作特点】

1.姿势放松：㨰法的操作姿势与一指禅推法的要求一脉相承，注重利用手臂重力，所以以放松为基础。但因㨰法所需力量较大，一般建议术者取站立位操作，以利用部分身体重力。术者根据自身高度调整两脚开步宽度。开步后可选用与操作手同侧弓步站立，以便发力。手部及手臂的具体要求如下。①沉肩。肩部自然放松，不可耸肩，上臂自然下垂，与胸壁形成约一拳距离，以便㨰法操作时有摆动空间。②垂肘。肘部顺势下垂，肘关节屈曲约 140°；或在上臂自然下垂的情况下，前臂与受术平面形成 40°~50°，以利于㨰法施力。③松腕。手腕适度放松，在手臂自然下垂的重力作用下，手腕放松会形成腕关节适度桡偏的现象，在㨰法操作过程中，术者应注意手腕的松弛程度必须适宜，不可僵硬，亦不可完全松弛。④舒指。操作手拇指自然伸直，示指、中指、环指、小指四指的掌指关节自然屈曲，呈"叠瓦"状；㨰法的手形时常被描述为"如握鸡蛋状"，在此形态下，术者手背会形成弧面，加之术者手掌和五指自然随㨰法滚动、收拢或散开，有利于保证㨰法操作的柔和性（图 3-12）。

2.着力部位：㨰法着力于受术者体表的部位一般为小鱼际尺侧缘至第 3 掌骨围成的手背三角形，约占手背靠尺侧的一小半面积。这个着力部位避开了手指的掌指关节，相对比较平缓。

3.吸定部位：第 5 掌指关节偏尺侧部分是㨰法吸定于受术者体表的部位。与按法、揉法、一指禅推法不同，㨰法的吸定是动态的，即每次滚出再滚回，均应回到吸定部位，以防止造成过多的摩擦。

4.分解动作：㨰法的基础动作是以肘关节为支点，前臂主动做推旋运动。当术者动作幅度和力度较大时，也可以肩部为支点，上臂摆动带动前臂。前臂的推旋运动包括"推"和"旋"。"推"即前臂通过肘关节屈伸运动实现"向前推出"和"向后带回"，向前推出

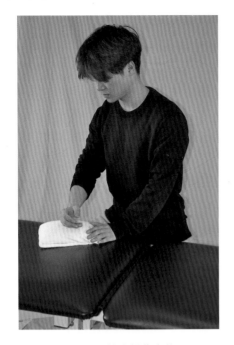

图 3-12 滚法操作姿势。

时前臂外旋（旋后），向后带回时则内旋（旋前）。为了避免旋转滚动时手指掌指关节碾压产生疼痛，术者在适度放松的前提下将前臂动作与手腕屈伸动作相结合，用手背接触着力。最终，当前臂外旋（旋后）时逐渐屈腕、当前臂内旋（旋前）时逐渐伸腕，上述复合动作即是滚法的"滚动碾压式"的手法动作。腕部屈伸配合前臂旋转可影响滚法的柔和性（图 3-13 和图 3-14）。

5. 滚动幅度：滚法操作时，滚动幅度应尽量充分。手臂旋转角度应控制在 120°左右，即腕关节屈曲时向外滚动约 80°，腕关节伸展时向内滚动约 40°。前滚时保证前述着力部位完全着力，回滚也应尽量回旋充分。

6. 滚三回一：据手法测试仪分析，滚法操作时前滚和回滚时着力轻重比为 3:1，即前滚较重，回滚较轻，以产生轻重交替的刺激感受。

7. 紧滚慢移：滚动频率比较快，为 120~160 次/分，而在体表的移动宜缓慢，以患者感觉不到明显的移动为宜。这一点与一指禅推法也是一脉相承的。

8. 衍化变化：以滚法的动作调整姿势角度、着力部位等，改变滚法的刺激特点，以满足不同的手法操作需要。

（1）指间关节滚法：它是传统一指禅推拿流派的辅助手法。丁季峰老先生创立的滚法，是以其为基础发展而来的，故可以认为其是滚法系列手法中最经典的。术者示指、

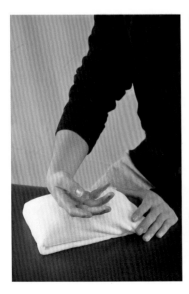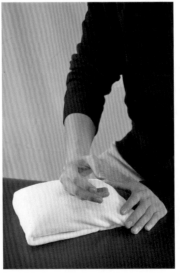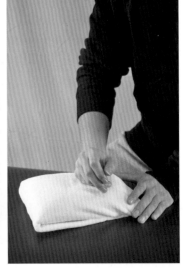

图 3-13 滚法操作三连拍。

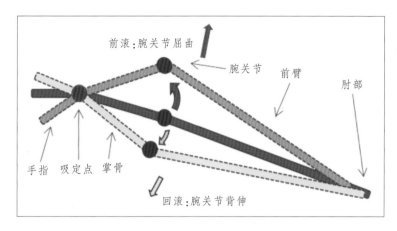

图 3-14　滚法动作结构模型图。

中指、环指、小指四指自然并拢,屈曲成空拳,将屈曲的拇指置于拳心内,从近心端的一排指间关节着力开始,通过腕关节屈曲和背伸,产生以四指背面着力的碾压滚动。

　　该手法的基础用力同样来自手臂和部分身体重力,并通过腕关节的屈伸将其转化为碾压滚动。因为滚法有指间关节突起部着力,初学者或天生骨关节突起较大的术者可能难以保证手法的柔和性(图 3-15)。

　　(2)掌指关节滚法:将滚法的操作重心提高,且将手臂与手受术面的夹角增大到60°~80°,使滚动时的着力部位转移到第3~5掌指关节。动作要领与滚法基本一致。

　　这些变化从着力大小、面积、硬度增强了手法的刺激。操作时由于腕关节要承受较大的力量传导,故较为僵硬。从总体上讲,掌指关节滚法属于相对重刺激手法(图 3-16)。

　　(3)小鱼际滚法:术者将步态下压或取坐位,使手臂与受术面的夹角减小至30°以下,使滚动时的着力部位局限于小鱼际范围。动作要领与滚法基本一致。

　　与掌指关节滚法的变化相反,小鱼际滚法因着力较小、着力面柔软,刺激较小,多用于头面部、腹部或小儿推拿(图 3-17)。

　　(4)前臂滚法:术者屈肘约90°,以前臂

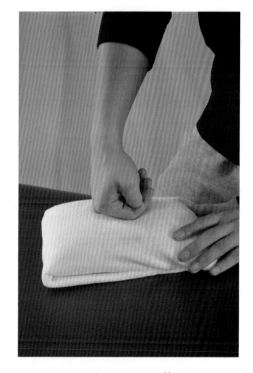

图 3-15　指间关节滚法。

尺侧着力,通过肩部肌肉发力产生上臂摆动,配合前臂旋转(上臂前摆,前臂旋后;上臂后摆,前臂旋前),将身体的重力转化为滚动碾压的滚法效果,犹如擀面杖一般,对相对面积较大的腰背部、大腿后侧进行较大面积的滚动操作(图 3-18)。

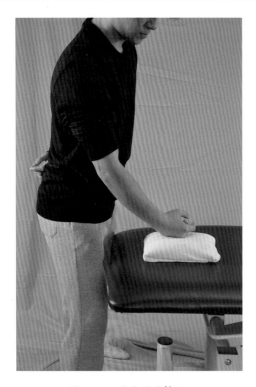

图 3-16   掌指关节㨰法。

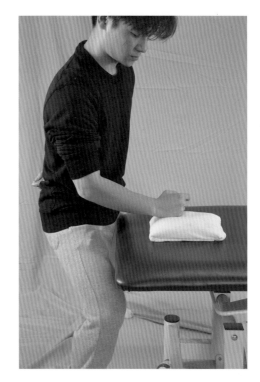

图 3-17   小鱼际㨰法。

【生物力学分析】

有学者通过对㨰法建立圆柱-杠杆模型，简化描述了㨰法推拿的部分运动学特性，对中医㨰法推拿手部受力进行了较好的定量分析(中医推拿㨰法手部受力的生物力学建模及分析)。通过对手部运动模型进行分析，将㨰法动作描述成垂直压力与滚动相结合的方式，形成"滚动碾压"的手法生物力学描述。其中㨰法操作回滚时，术者处于收力状态，所以回滚时的力量主要是基础力量——手臂和身体的部分重力；前滚时则明显有肱三头肌的主动发力，并有旋后肌和肱二头肌等负责旋后功能的肌肉参与，将力量转换为滚动碾压的形式(图 3-19 和图 3-20)。

【临床应用探讨】

㨰法"滚动碾压"的作用形式可以使受

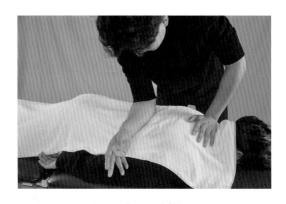

图 3-18   前臂㨰法。

力物体延展，对痉挛肌肉、肌腱、韧带、关节囊等软组织进行松解，同时㨰法对软组织修复有明显的促进作用。有研究者通过研究兔骨骼肌损伤后，㨰法在组织机化期对兔骨骼肌损伤 TGF-β1、IL-6 及 TNF-α 的影响，初步探讨了㨰法促进兔骨骼肌损伤修复的作用机制。研究显示，应用㨰法对兔骨骼肌损伤组织机化期进行干预可通过调节 TGF-β1

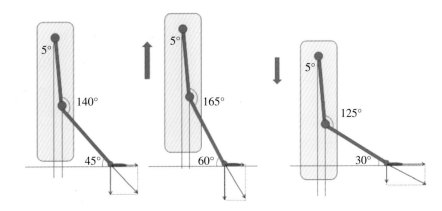

图 3-19　揉法力学模型图(前臂角度与力度)。

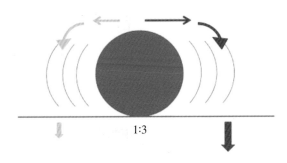

图 3-20　揉法力学模型图(前滚与回滚用力模式)。

表达水平减少组织纤维化,进而提高修复质量,促进损伤修复。同时揉法可通过降低炎性因子 IL-6 及 TNF-α 的表达水平,减轻受损局部炎症反应,避免其对细胞组织进一步造成损害,进而促进骨骼肌损伤修复,提高修复质量[15-16]。

　　揉法被广泛应用于运动系统急慢性损伤的治疗及康复中。在现代康复治疗技术中,泡沫轴、滚动棒的使用与推拿揉法有类似之处。在以急、慢性软组织损伤为主要病理过程的相关疾病的治疗、损伤修复、功能康复中,应用揉法与相关康复治疗技术一样可以取得较好疗效。而揉法的优势在于操作更加灵活、柔和,受术者舒适度较高。

【手法进化】

　　软组织预牵伸揉法(图 3-21)。

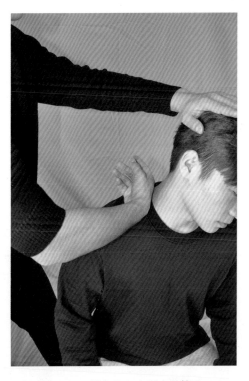

图 3-21　斜方肌上束预牵伸揉法。

七、抖法

【简介】

抖法是振动类手法中作用于四肢的方法。术者以双手或单手握住受术者肢体远端,做小幅度的连续抖动。

【动作特点】

临床常用的抖法包括抖上肢和抖下肢的操作,抖上肢包括握腕抖法(双手握持)和握手抖法(单手握持)。

1.适度拉伸:操作前,将受术上肢或下肢稍用力拉直,尤其是上肢。

2.高频抖动:术者对握持部位快速地做高频率抖动。采取握腕抖法和下肢抖法时上下抖动;采取握手抖法时则左右抖动。上肢抖法的抖动频率一般在200次/分以上;下肢抖法的抖动频率一般在100次/分以上。因为频率较高,抖动幅度一般不大。抖上肢幅度为2~3cm,抖下肢幅度为5cm左右(图3-22和图3-23)。

3.波形传导:抖法操作时,应注意抖动波传导的范围需由肢体各部肌肉传递至肩部或髋部。

4.注意在抖动之前应确保关节稳定性和

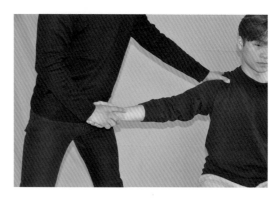

图3-23 握手抖法。

紧张度,有习惯性关节脱位或关节周围软组织薄弱的受术者应避免此类操作。同时,操作应在受术者不感到疼痛的角度、幅度和强度下进行。

【生物力学分析】

握手抖法相对比较缓和,术者主要使用腕关节屈伸摆动动作。握腕抖法(双手握持)和抖下肢的操作强度相对较大,术者主要使用双手肘关节快速、小幅度地做屈伸动作。操作时用力方向与受术者上肢/下肢方向垂直,要避免纵向用力突然牵扯受术者上肢/下肢。

【临床应用探讨】

抖法小幅度、高频率的动作有助于松弛软组织,进而放松、松动关节,其作用与关节松动术类似。

抖法除了放松上下肢肌肉外,对肩关节复合体、髋关节活动功能障碍的缓解作用也很重要。这也是强调操作时要适度拉伸上下肢,将波形传导到肩关节和髋关节的原因。

【手法进化】

关节松动带辅助抖法:如果术者力量不足,建议使用现代康复技术中常用的关节松动带先辅助牵伸,并以此为基础,在肩关节、髋关节各个方向上进行抖动操作(图3-24)。

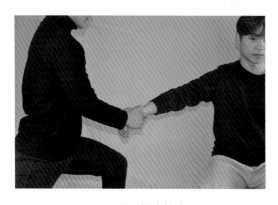

图3-22 握腕抖法。

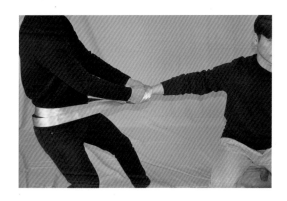

图 3-24 关节松动带辅助抖法。

八、振法

【简介】

振法是以指或掌在体表施以振动的方法，亦有"振颤法""振荡法"之称。与抖法不同，振法一般应用于躯干及其对应穴位。振法是许多推拿从业者难以掌握的方法，许多人认为操作振法需要"内力"。

【动作特点】

临床常见的振法主要分为紧振法和松振法两类。

1.紧振法：即为大多数教材和专著中的"振法"。通过前臂和手部肌肉强力静止性收缩用力，使肌肉间产生的对抗性振动传递集中于指端或手掌上，从而使受术部位产生振动。操作时振动频率要快，8~11 次/秒。有时，受术部位还可能产生一定的温热感。紧振法一般用于骨性结构部位，如腰椎、颅骨等部位及其对应穴位。

2.松振法：即以往许多专著中的"颤法""抖振法"。腕关节快速屈伸，产生轻度颤动（腕痉挛），带动受术部位抖颤。松振法操作

时，不论是用指端着力，还是用手掌着力，一般都作用于比较松软的部位（如腹部）及其对应穴位。

【生物力学分析】

从动作特点分析，我们可以很明显地看到紧振法和松振法的力学差异。紧振法利用拮抗肌之间对抗性地同时收缩时产生的肌肉纤维振动。振动强度较大，且耗能较大，所以术者往往需要有很好的体能储备和肌肉强度，并且在操作时保持注意力集中，控制好呼吸。振法对术者的手法要求很高，这可能就是所谓的"内力"。现代康复技术中一般利用振动泡沫轴、筋膜松解枪等来实施操作。

松振法则是通过前臂屈肌群和伸肌群交替收缩产生幅度相对较大、频率相对较慢的振颤，耗能明显较小，术者亦可自然呼吸。

【临床应用探讨】

振法对躯干部及其对应穴位可以产生明显的松动感，可以减轻局部软组织压力，增强体液流动，增进代谢，以达到中医所谓"温补、通调"的功效。

【手法进化】

弹性振腰：该法适用于腰椎生理曲度变直、腰椎间盘膨出或突出的青壮年患者，可嘱其俯卧，于胸廓、骨盆处用毛巾垫高 2~3cm。术者双手叠掌置于受术者 L2~5 棘突上或椎间盘突出节段。通过按压，体会受术者脊柱弹性，再通过双肘快速抖颤振动腰椎。振动时需注意压力不要过大，应充分利用受术者脊柱自有弹性。此手法应避免用于骨质疏松的老年患者（图 3-25）。

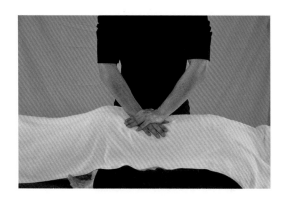

图 3-25 弹性振腰。

九、摇法

【简介】

"动摇肢体，以利关节。"摇法是使关节做被动的环转运动的手法。当关节僵硬时，该法可在受术者放松的情况下帮助其被动运动关节。中医既往对骨关节解剖的认识有限，加之中医"圆"的思维，传统摇法一般采用环转运动形式。虽然肘、膝关节等生理上无法独立完成环转，但摇法操作中所谓的环转、摇转是由邻近关节的旋转与肘、膝关节的屈伸运动组合而成。

【动作特点】

1.稳定握持：针对靶关节，术者一般一手握住被摇关节的近端，以固定肢体，此处称为"定点"；另一手握住关节的远端，以准备实施摇动动作，此处称为"动点"。

2.平稳缓和：做缓和的环转运动。术者通过身体重心移动变化协调带动操作手实施摇动，要求类似打太极拳一般缓和、平稳。

3.速度缓慢：摇动速度要十分缓慢，特别是用于伴有疼痛症状的受术者时，如肩周炎患者。要求术者在缓慢摇动操作中，体会受术者关节活动度、肌张力和疼痛的情况。

4.控制幅度：摇动幅度应控制在靶关节的正常生理活动范围内，由小到大，在受术者能忍受的范围内。临床上，最好将摇动范围逐渐扩大，接近受术者即将出现疼痛，但还没有明显疼痛的阈值。

【生物力学分析】

传统推拿摇法中以顺、逆时针方向摇动均可，考虑到术者可能存在发力不均衡的问题，建议初学者顺、逆时针方向交替进行。

摇法操作涉及关节被动运动，故可以参考关节活动中心化原则。术者需要考虑受术者关节在被动运动时是否存在去中心化现象。

【临床应用探讨】

摇法的临床应用与现代康复技术中对被动关节活动度的评估和 MTT 中的目标导向式重复性运动的应用有一定关联。在传统推拿摇法的实施过程中，术者应仔细体会受术者关节活动范围，并考虑是否引发疼痛，并在反复连续摇转之后，评估受术者关节活动度的改善情况，之后可尝试适当增加幅度进一步治疗。

【手法进化】

中心化摇法：在摇法操作中，固定"定点"的手可以尝试给予关节头一定的推动平移的力量，在"动点"摇动时，帮助关节"中心化"，有利于更好地使关节活动趋于正常。例如，治疗肩峰下滑囊炎患者时，在实施托肘摇肩法时，将固定手置于肱骨头，摇动时给予盂肱关节关节面方向（向下、向后、向外）的一点儿推力。此方法进行十余遍之后，可尝试让受术者主动完成运动，以建立正常的运动模式，直至康复（图 3-26）。

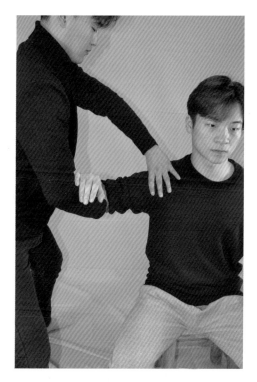

图 3-26　肩关节中心化摇法。

十、拔伸法

【简介】

拔伸法的定义是固定肢体或关节的一端,并牵拉另一端,应用对抗的力量使关节得到伸展的手法。如果从现代康复技术角度来看,其应该属于一种牵引疗法。从实施方法来看,拔伸法属于人力牵引。从运动学角度来看,拔伸法的运动方式属于被动运动中的附属运动,即关节面的分离,属于关节被动的微动。

【动作特点】

1.平稳把握:由于需要将关节面轻微分离,以增加关节间隙,需要保证在关节两端都有一个力量向相反方向牵拉。其中一个力量可以用重力、摩擦力等外力代替。抓握关节的力量要稳定,且不能做出抠抓动作,以免抓伤受术者。

2.稳定持续:力量由小到大,逐渐增加。在拔伸法实施过程中,需要术者体会力量是否足够,是否已经将关节分离到合适距离。拔伸到合适程度时,用力须均匀并持续一段时间。

【生物力学分析】

术者在实施拔伸法操作时,应对所拔伸的关节的关节面方向有充分认识,虽然并不一定需要绝对与关节面垂直(如拔伸颈椎),但需要做到心中有数。如果拔伸力量与关节面垂直,可以直接纵向分离关节面。如果拔伸力量与关节面不垂直,则会发生一定程度的平移。按照平行四边形法则,平移的程度和力量与关节平面上的分力大小有关。

被拔伸的关节之间的距离一般为几毫米,幅度很小,属于关节微动的附属运动。拔伸法操作时,术者不应突然加力,或使用暴力。对于关节软组织薄弱,或有习惯性关节脱位病史的受术者,应避免采用拔伸法。

【临床应用探讨】

康复医学领域对牵引疗法,特别是脊柱机械性牵引的临床应用有一定争议。脊柱牵引的主要目的是解除椎间孔对神经根的卡压。这种机械性操作容易操控、持续时间长、即时缓解患者症状的效果明显。然而,争议的关键在于较长时间的牵引会影响脊椎的稳定性,特别是颈椎。临床上有许多患者在经历较长时间的颈椎牵引后,会出现脊椎失稳的表现,引发颈椎小关节紊乱。建议临床上应结合局部肌力训练和牵引疗法,以加强脊椎稳定性,或者采用相对缓和和灵活的人力牵引——拔伸手法进行操作。

此外,在脊椎小关节复位手法操作时,拔伸法是复位动作的应用基础。例如,颈椎小关节错缝复位手法-颈椎定位旋转扳法操作时,如果在拔伸法的基础上进行,复位成功率将显著提高。

对于非脊椎关节的异常情况处理,包括骨科应用的某些骨折治疗方法,牵引通常可以起到关节复位的作用。这也是中医骨科经常提到的:"欲合先离,离而复合。"虽不排除某些方法有机械的参与,通常与复位动作联合使用。

十一、扳法

【简介】

扳法是中医推拿整复类手法的代表性操作之一,是指使关节瞬间突然受力,做被动的旋转或屈伸、展收等运动。通过在关节扳机点施加"巧力寸劲",纠正脊椎错缝,延展关节,增加关节活动度。该法与美式整脊手法类似。

【动作特点】

1.操作前需要触诊,静态、动态评估关节活动和疼痛等情况。对于明确脊椎小关节错缝的受术者,可实施定位旋转扳法;对于不明确的受术者,可以采用斜扳法。对于四肢关节,一般需结合症状,并左右侧对比,以判定是否需要实施扳法。

2.确定扳法操作运动方向,要顺应、符合关节的生理功能。

3. 扳法操作有明确而严格的操作规程,扳动时宜分阶段进行。一般遵循以下步骤。①放松准备。先采用揉捏等手法,使被扳关节周围软组织放松。再将操作手置于扳法实施的位置,采用摇法摇动关节,使被扳关节做伸展、屈曲或旋转运动。摇法有助于放松关节,在摇动过程中术者应不断体会受术者关节紧张度,找到"弹性阻力位",即扳机点。在该处,术者可明显感觉到有阻力限制关节

运动,但尚未达到关节最大生理或最大病理活动极限。在不同关节扳法操作时,均应注意对关节角度的调整,或附加拔伸力量,以保证扳法的顺利实施,同时保证安全性。②准确定位。在摇动操作明确弹性阻力位之后,将受术者关节保持在弹性阻力位(疼痛位),准备下一步扳动操作。定位后,便不应在此处回摆,以免丢失定位。③控制扳动。在放松和定位完毕后,进行突发的、稍增大幅度(5°左右)的、有控制的扳动。扳动须用"巧力寸劲",即用力短暂迅速、时机准、发力快、收力及时(图3-27)。

4.安全提示:扳法在临床上应慎用,治疗某些疾病时禁用扳法,同一个关节在一个疗程之内避免扳动过于频繁,只有在诊断评估明确需要扳法操作时才能慎重实施。不可使用暴力和蛮力强扳;不应强求关节弹响声及粘连组织的撕裂声;对于同一关节,不应反复多次扳动,以免发生意外。

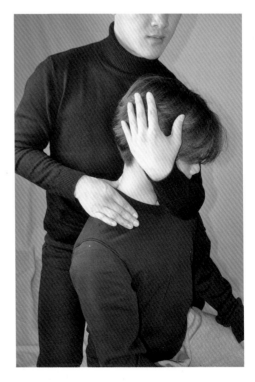

图3-27 颈椎定位旋转扳法。

【生物力学分析】

在扳机点实施"巧力寸劲"的扳动是有技巧的。扳法的扳动区间在关节活动功能位和生理位之间（在病态关节中一般称为病态下的功能位和最大病理位）。功能位即受术者主动运动能到达的角度，但受到拮抗肌等因素所限，功能位并不是最大关节活动极限。生理位是受术者在放松状态下，被动运动达到的最大极限。扳机点一般位于功能位附近，而扳动动作是在功能位和生理位之间进行，不可以超过生理位这个最大极限。

因为扳法动作需要精准控制，所以术者不仅需要仔细体会、细心操作，还需要灵活掌握重力和摩擦力等外力、生物力学杠杆和力偶等。受术者的自身重力在颈椎扳法中常被使用到，包括仰卧位颈项扳法操作时，会利用受术者与床面的摩擦力，有些操作可能需要受术者配合或需要助手配合。术者只有一双手，其力量也有限。因此，除了手部以外，膝部、髋部等都可以被利用，以受术者肢体为力臂的生物力学杠杆有助于术者省力和保持稳定。力偶是指运动轴心两侧的相反方向的力量，可以使物体围绕中心产生旋转。例如，坐位直腰旋转扳法操作时，术者将两手置于受术者双肩，反方向用力，受术者躯干会围绕脊椎旋转。

【临床应用探讨】

中医推拿手法中的扳法具有滑利关节、松解粘连、整复错缝的作用，适用于脊椎、四肢关节等，可用于治疗脊椎、四肢关节运动功能障碍及小关节错位。但是临床上需要慎用，使用扳法时必须要有明确的指征和临床证据支持。对于诊断不明确的脊椎外伤及伴有脊髓症状体征，或存在骨质结构不稳定的患者，如骨关节结核、骨肿瘤患者，禁用扳法。同样，对伴有较严重骨质增生、骨质疏松的老年患者慎用或禁用扳法。

此外，一个很重要的问题是关节弹响。有些文献将其描述成"咔嗒"声，医学界对其形成机制一直存在争议。究其原因，在于此现象一般只在活体关节上出现，尸体解剖时不能发现其机制。

当然，扳法操作时可能出现多种声音，如错缝小关节的复位声，软骨、关节囊之间的摩擦音，粘连组织撕裂声等。争议最常见于脊椎和四肢关节囊出现的清脆弹响。有学者认为其是关节腔内存在的二氧化碳气泡在关节活动时破裂而发出的声音；有学者认为其是由关节软组织微小粘连在扳法操作时被松解所致等。目前，除了有明显位置问题以外，比较公认的观点是其是由关节在慢性退行性变过程中出现关节囊皱襞——"新月状结构"所致。

新月状结构，又称为"半月板样结构"，似乎是关节周围组织连续形成的滑膜皱襞，包括囊内和囊外两部分。在显微镜下，该组织由疏松的结缔组织和脂肪垫构成，其中夹杂着许多血管，是关节慢性退行性变过程中关节囊松弛后发生的适应性变化，因此儿童一般不会出现弹响现象。当关节囊松弛且关节面软骨未接触，这些新月状结构可以深入关节间隙，在某种程度上可以稳定关节。在人体活动时，特别是在不正常姿势下，这些新月状结构有可能被卡压。当新月状结构被关节挤出，且不能重复回拉时，新月状结构可能被卡压。关节面之间的新月状结构的卡压本身不会产生疼痛，但是若其被骨性结构和软组织裂变卡压，形成关节囊肿胀，最终导致关节囊占位性病变，且关节肿胀时可能会产生疼痛。扳法操作时，特别是在拔伸力量配合下，新月状结构卡压得以回纳，引起关节腔内共鸣，从而出现弹响声[17]。

第2节　推拿功法与康复

康复医学经常提道："运动是良药。"运动康复是现代康复医学的重要组成部分，也是医体结合的具体体现，是现代健康理念的重要发展方向。运动康复强调两个方面：一方面是针对运动损伤的康复，预防运动能力的缺失；另一方面是增强人体运动能力，促进相关疾病的康复。推拿功法是中国导引术的发展，有助于练习者强健体魄并指导其养生保健。因此，从运动康复的角度来讲，中医推拿功法契合康复指导思想，在许多疾病的调理过程中能起到意想不到的效果，是亟待深入挖掘的一大宝藏。但与瑜伽这种同样源自传统的健身方法相比，中医推拿功法的发展出现了明显的障碍，除了缺乏商业包装和推广以外，主要是对其锻炼动作规范化和作用机制研究的欠缺，因此采用生物力学等方法来分析中医推拿功法是必不可少的。

以下列举几种常见的推拿功法，并尝试从中医调理和运动康复角度进行分析，希望能为今后的研究提供思路。此部分不讲述动作练习方法，只进行探索性分析。

一、五禽戏

【简介】

五禽戏，相传是华佗在总结前人导引功法的基础上创造的，故又被称为"华佗五禽戏"，是通过模仿虎、鹿、熊、猿、鸟（鹤）五种动物的动作，达到保健强身效果的一种功法。"禽"指禽兽，古代泛指动物；"戏"在古代是指歌舞、杂技之类的活动，在此指特殊的导引练功方式。

后世医家、养生家因师传之变异，或根据"五禽戏"基本原理不断发展变化，创编了众多的"五禽戏"套路。虽然各功法动作互异且锻炼重点有所不同，但其基本精神大同小异。本节介绍的五禽戏的动作参照国家体育总局推出的五禽戏国家标准，并参照《三国志·华佗传》的记载编写，共包括五戏，每戏两式，加上预备式和收式共十二式。

【功法特点】

五禽戏是一种模仿野生动物的生活习性的锻炼方法，是中医养生"天人合一，道法自然"的体现。模仿"虎"时，具备刚劲威猛、气势逼人的特点；"鹿"一般指梅花鹿，以轻快、跳跃、有张力为主要特征；"熊"的特征是动作缓慢，但雄浑有力；"猿"一般指金丝猴，机警、敏捷；"鸟"一般指丹顶鹤，轻盈、舒张、优雅。五禽戏的整体特点是快慢结合，松紧有度，对全身各个关节的灵活性和稳定性都有所涉及。例如，猿戏中的猿提，是一个偏紧的动作，对提升颈椎、肩部的稳定性有所帮助；而鸟戏中的鸟伸，则对舒展颈肩、增加颈肩关节活动度有一定帮助。练习者在掌握具体功法动作之后，更重要的是从"神"上去模仿"五禽"的养生内涵，即做到"演虎像虎""学熊似熊"。

【动作分析】

1.虎举(图 3-28)

● 中医调理：两掌举起，吸入清气；两掌下按，呼出浊气。一升一降，疏通三焦气机，调理三焦功能。

● 运动康复：虎举动作要求肩部做大幅度上举动作，配合手臂旋转，对肩臂灵活性有明显的锻炼效果，同时因为需要用手及前臂肌肉缓慢发力，在"虎爪"和握拳之间进行变化，对于改善上肢远端关节力量和血液循环也有一定帮助。

2.虎扑(图 3-29)

● 中医调理：脊椎前后伸展折叠，牵动任、督二脉，可起到调理阴阳、疏通经络、活跃气血的作用。

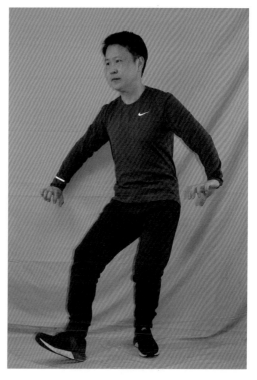

图 3-29 虎扑。

● 运动康复：虎扑动作引腰前伸，对腰背部筋膜、臀部肌肉及腘绳肌均有牵伸作用，可增加脊椎各关节的柔韧性和伸展度，缓解脊椎，特别是腰椎间盘的压力；扑回下蹲的运动能增强核心肌群力量，对常见的腰部疾病有防治作用。

3.鹿抵(图 3-30)

● 中医调理：尾闾运转，可起到强腰补肾、强筋健骨的功效，可预防腰部常见疾病发生。

● 运动康复：从筋膜学的角度来看，鹿角相抵的动作有利于人体体侧线、螺旋线、功能线筋膜的舒展，有利于调节人体筋膜张力系统的平衡。

4.鹿奔(图 3-31)

● 中医调理：重心后坐，旨在疏通督脉经气，具有振奋全身阳气的作用，在筋膜上

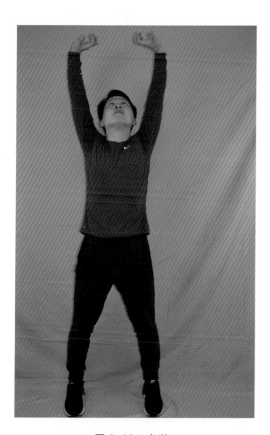

图 3-28 虎举。

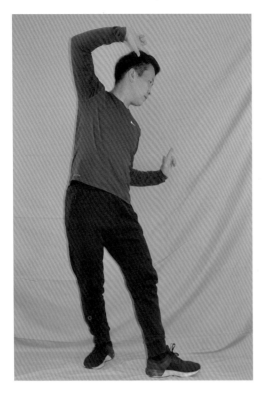

图 3-30　鹿抵。

属于后表线的范围。

● 运动康复：两臂内旋前伸，肩背部肌肉得到牵拉，对颈肩综合征、肩周炎等症有防治作用；对手臂线，特别是与肩胛骨相连接的筋膜有牵伸作用。

5.熊运（图 3-32）

● 中医调理：腰腹部转动，两掌划圆，引导内气运行，可加强脾胃的运化功能。

● 运动康复：活动腰椎关节和腰部肌肉，可防治腰肌劳损及软组织损伤；运用腰腹部摇晃、空拳摩运（即摩法的一种）等动作，通过调节腹腔内压力和按摩体表对消化系统进行疏导促进，可防治消化不良、腹胀纳呆、便秘、腹泻等症状。

6.熊晃（图 3-33）

● 中医调理：身体晃动，意在两胁，调理肝脾。

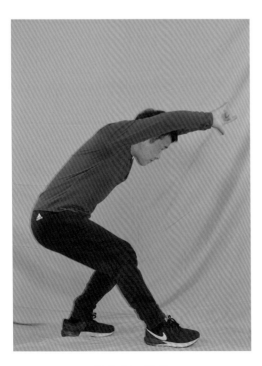

图 3-31　鹿奔。

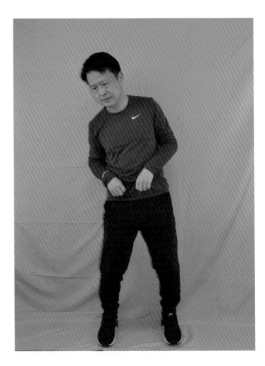

图 3-32　熊运。

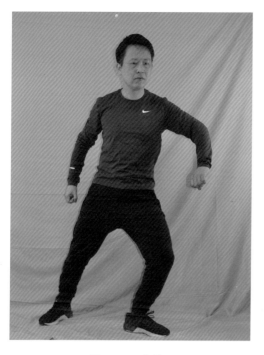

图 3-33　熊晃。

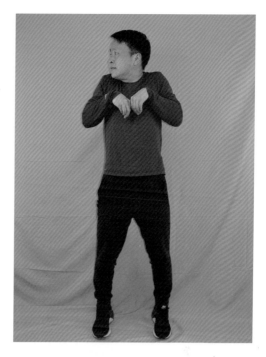

图 3-34　猿提。

- 运动康复：模仿熊在迈步时的状态，要求以提髋主导，可增强髋关节周围肌肉的力量，尤其可以激活臀中肌等提髋肌，有利于提高人体行走协调性及平衡能力，并防治下肢无力、髋关节损伤、膝痛等症。

7.猿提(图 3-34)

- 中医调理：两勾手上提时，团胸吸气，挤压胸腔和颈部血管；两掌下按时，伸颈，沉肩，松腹，扩大胸腔体积，可增强呼吸、按摩心脏、改善脑部供血。

- 运动康复：核心动作中的缩项、耸肩，主要是斜方肌、肩胛提肌、斜角肌、胸锁乳突肌等协同发力，这些肌肉的强健有利于颈椎的稳定性；而耸肩之后的颈项旋转则兼顾了灵活性。此外，"猿钩"的快速变化，可增强神经-肌肉反应的灵敏性；提踵直立，可增强腿部力量，提高平衡能力。

8.猿摘(图 3-35)

- 中医调理：本式动作需要练习者想象猴子摘桃愉悦的心情，可使清窍空灵，减轻神经系统的紧张，对精神焦虑、忧郁等症有防治作用。

- 运动康复：类似猿猴在采摘桃果时的舒展动作是一种"螺旋对角"运动模式(PNF)，对提高和维持人体整体运动功能有益。另外，模仿猴子左顾右盼，有利于增强颈部运动，促进脑部的血液供应和循环。

9.鸟伸(图 3-36)

- 中医调理：本式动作作用于大椎和尾闾，督脉和任脉均得到牵动。

- 运动康复：两掌上举，对颈椎、肩部的灵活性要求较高；两掌后摆，身体呈反弓状，并且单腿独立支撑，需要有较好的核心力量

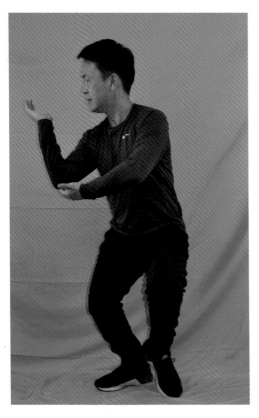

图 3-35　猿摘。

和平衡能力。这种脊椎在矢状面内动态交替的练习方法，有利于激活并维持脊椎深层肌肉和核心肌群的稳定性。

10.鸟飞(图 3-37)

- 中医调理：模仿鹤点水起飞的动作，舒展轻盈、开胸理气。
- 运动康复：两臂的上下运动可改变胸腔容积，增强血氧交换能力；做鸟飞动作时通常需要提膝、以一足独立，通过人体神经反馈训练，可提高人体平衡能力。

二、八段锦

【简介】

八段锦是一种传统中医保健功法，最早见于宋代洪迈所著《夷坚志》中，由八段如"锦缎"般优美、柔顺的动作组成，是一种以调养相关脏腑功能及防治疾病为目的的功法，是内练"精、气、神"的养生功法。每一段

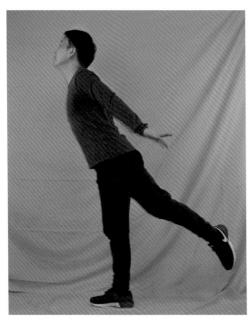

图 3-36　鸟伸。

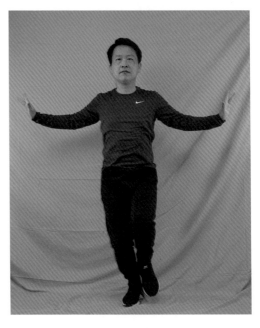

图 3-37　鸟飞。

的功能和要领都可浓缩成七字口诀,并作为该段"锦"之名称。

【功法特点】

　　八段锦的练习主要包括肢体运动和气息调理两个方面。练习时要求躯体、四肢的运动与调心、调息相结合,功法动作宜柔、宜缓,呼吸应细匀深长。功法中伸展、前俯、后仰、摇摆等动作,分别作用于人体的三焦、心肺、脾胃、肾脏等部位和器官,具有调理经络、脏腑、气血的作用,可以防治心火、五劳七伤和各种病症,亦有预防和矫正脊椎和四肢不良姿势的功效[18]。

【动作分析】

第一段　两手托天理三焦(图 3-38)

　　● 中医调理:三焦是中医理论中上焦、中焦、下焦的合称,乃脏腑之间和脏腑内部

的间隙、互相沟通的通道,在这一通道中运行的是元气和津液。元气的升降出入,津液的疏布与排泄都有赖于三焦的通畅。本段的主要作用是通调三焦气机,使人体气机升降有序,阴阳平衡,有利于元气滋生。

　　● 运动康复:在现代医学中,三焦可以被简单地理解为人体体液代谢功能,该段通过手臂上举、俯身弯腰,促使全身各部位均得到锻炼,对人体体液代谢有明显促进作用,对腹腔、胸腔有一定挤压和舒展作用,有利于改善消化系统和呼吸功能。此外,可锻炼竖脊肌、腘绳肌、肩臂肌群,在拉伸舒展腰背部的同时,可增强臂力、腰力。但由于该段动作体位起伏较大,有直立性低血压风险的患者忌练此段。

第二段　左右开弓似射雕(图 3-39)

　　● 中医调理:模仿开弓射箭的动作,可以拉紧腋下至手掌的内侧筋肉,使手少阴心经、手太阴肺经经气通畅,肺脏得到锻炼与滋养,从而达到开胸理气的作用。本段的主

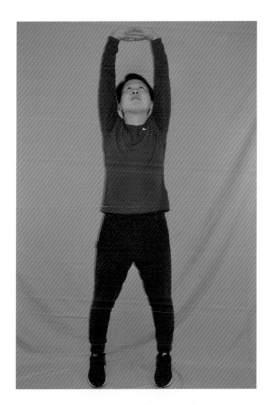

图 3-38　两手托天理三焦。

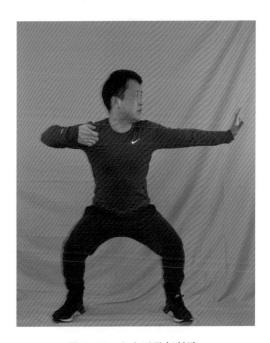

图 3-39　左右开弓似射雕。

要作用是通过胸、腰、颈的左右拧转,改善各部位的血液循环,达到宽胸理气,增强心肺功能的作用,对胸胁胀痛、哮喘、胸闷心悸、肩周炎等症有一定疗效。

• 运动康复:开弓动作重点锻炼肩周肌群、背部肌群的力量,对于纠正胸椎不良姿势、增强肩关节稳定性有一定作用;而下蹲的马步对股四头肌、臀大肌等的锻炼效果明显,对增强髋膝部肌肉耐力和稳定性有益,这就是通常提到的"腰腿力"。

第三段 调理脾胃须单举(图3-40)

• 中医调理:脾胃位于中焦,在横膈之下,是机体对饮食进行消化、吸收的主要脏器,因此脾胃被称为气血生化之源,乃人体后天之本。若脾胃功能失调,势必会影响人体健康。本段的主要作用是舒散脾胃气滞、疏通中焦气血。通过本段的抻拉动作使经过

胸腹部的足太阴脾经、足阳明胃经得到舒展,特别是使肝、胆、脾、胃等脏器受到牵拉,从而增强胃肠蠕动,使脾胃功能得到调理,对慢性胃炎、功能性消化不良、胃食管反流病、功能性便秘等症有一定疗效。

• 运动康复:从筋膜学角度来讲,"单举"的动作对体侧线和功能线有拉伸、舒展的作用,体侧线和功能线的功能与消化系统之间的关系目前尚不明确,仍有待研究,但将胁肋部拉开的动作对呼吸功能的益处比较明显。

第四段 五劳七伤往后瞧(图3-41)

• 中医调理:中医学中"五劳七伤"是指人因为劳逸不当,气、血、筋骨活动失调而引起诸虚百损之症。本段的动作要点在于"向后瞧"时使整个脊椎产生螺旋状的拧转,从而调理脊椎功能,有益于虚损性疾病的恢

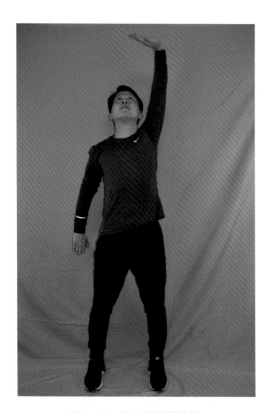

图3-40 调理脾胃须单举。

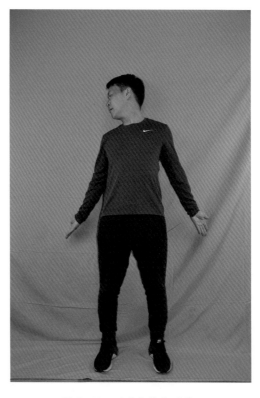

图3-41 五劳七伤往后瞧。

复。动作过程中，脊椎拧转，可使督脉气血通畅，从而增加脑部供血、加强心肺功能、调理脾胃，同时能强腰健肾。

● 运动康复："诸虚劳损""五劳七伤"所指的各种虚损可以是不同程度的，轻度的虚损可以归于亚健康状态、慢性疲劳综合征，重度虚损则可达到疾病诊断标准，如慢性腰肌劳损、骨质疏松症、颈椎病、脊椎相关疾病等，脊椎旋转的锻炼有助于激活脊椎周围深层肌肉，对提高脊椎运动协调性和灵活性有一定帮助。当脊椎运动协调性较好时，日常活动中的动作就不那么容易引发疲劳表现了。如果脊椎某一节段出现功能障碍，在运动时，其他节段就不得不予以代偿，脊椎的功能是一个整体。肢体劳损往往最先表现为中轴骨骼的功能障碍，因此颈椎、胸椎、腰椎和骶椎的协同功能对于慢性疲劳综合征等亚健康状态的调理极其重要。

第五段　摇头摆尾去心火（图 3-42）

● 中医调理：心在五行属火，心火在中医学中常指人体的内热。主要症状表现为五心烦热、咽干、口燥、口舌生疮等。本段的主要作用是使手少阴心经和足少阴肾经得到疏通调节，使居于下焦之肾水上升，以清养心火，从而达到水火既济、阴平阳秘，对心悸怔忡、失眠、神经衰弱及盆腔病变有一定疗效。

● 运动康复：同时重点锻炼颈项、腰部、下肢屈伸肌群及臀肌，以增强颈、腰、髋及膝关节灵活性及力量。眩晕患者忌练此功。

第六段　双手攀足固肾腰（图 3-43）

● 中医调理："腰乃肾之府。"中医认为，肾的主要功能在于促进人体的生长发育和生殖，其也是人体全身阴阳的根本，对于人体健康至关重要。《道枢·众妙篇》曰："左右手以攀其足，所以治其腰矣。"此段主要锻炼腰部，有利于疏通腰间肋下神经及其周围内脏器官的运行，如肾、膀胱、下腔静脉等。长期坚持锻炼，可促进带脉及任督二脉的疏通。本段动作旨在疏通经络，强腰固肾。

● 运动康复：本段通过腰部俯仰动作，

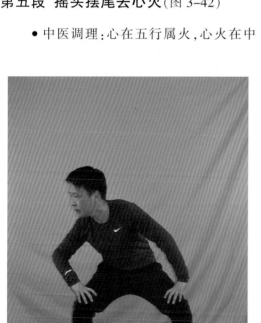

图 3-42　摇头摆尾去心火。

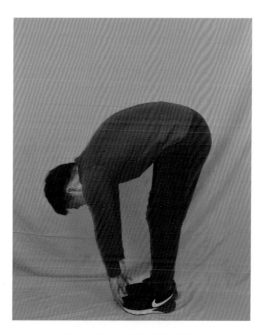

图 3-43　双手攀足固肾腰。

锻炼脊椎周围肌群,可滑利关节,增强核心肌群的稳定性,还能固肾壮腰,对腰肌劳损、坐骨神经痛等有一定疗效。本段重点锻炼腰部肌肉及下肢屈伸肌群,可增强腰部及下肢力量及柔韧性。但已有腰椎间盘突出症或腰椎滑脱等明确结构性改变的患者,不宜练习此段,以免加重病情。同时,俯身向下的动作对血压有一定影响,因此高血压患者慎练此段动作。

第七段　攒拳怒目增气力(图 3-44)

● 中医调理:本段动作通过"攒拳""怒目"为形式的锻炼,舒胸直颈,聚精会神,以增强四肢肌肉、肌腱的力量,从而达到强身健体的目的。本段动作中的"攒拳"可激发足厥阴肝经经气,以致筋骨强健,气力倍增;"怒目"则可疏泄肝气、调和气血,使肝脏的功能处于正常状态,对慢性胆囊炎、脂肪肝、失眠及免疫功能低下等症有一定疗效。

● 运动康复:此段动作类似于长拳中的马步冲拳动作。将拳向前推出并使用爆发力冲出,需要有较好的肩关节稳定性和肌肉力量,对动作的前馈也有一定的要求。所以初练者需要循序渐进地进行练习,以免前馈不足导致肌肉拉伤。同时,马步可锻炼臀部及下肢肌群,可增强腰腿力量,但马步不宜过低,膝关节弯曲不宜超过足尖,以免造成膝关节损伤。

第八段　背后七颠百病消(图 3-45)

● 中医调理:本段动作是全套八段锦的结束动作,提踵颠足,对内可以按摩五脏六腑,对外可以舒缓筋骨,使椎骨之间各关节韧带得到锻炼,从而健旺肾气、疏通全身经络、调和气血。

● 运动康复:从整体来讲,适当地振动对人体骨骼、肌肉、内脏等均是有益的,类似于全身关节松动术,久练可促进代谢、增强人体抵抗力,以达到祛病强身的目的。从局

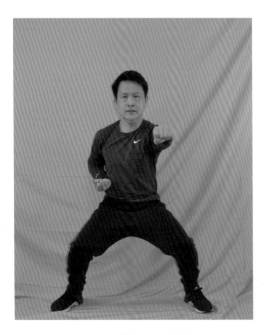

图 3-44　攒拳怒目增气力。

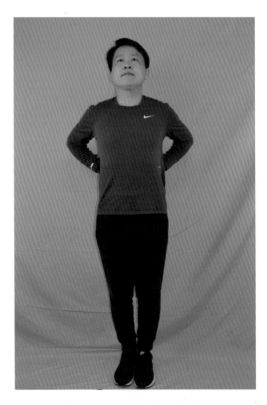

图 3-45　背后七颠百病消。

部来讲，"颠"对于下肢，特别是踝关节有明显的增强稳定性的作用，同时可锻炼腰部肌肉、腓肠肌及足部肌肉，增强小腿及足部力量。由于动作颠簸，有眩晕病史的老年患者应慎练此段动作。

三、易筋经

【简介】

易筋经是一套身心并练、内外兼修、"外练筋骨皮、内养精气神"的保健养生功法。易筋经相传为印度高僧达摩所创。宋元以前，其仅流传于少林寺众僧之中；至明清以后，才广泛流行于民间。从易筋经三字来理解，"易"是改变之意，"筋"指肌腱，"经"指方法，易筋经是指通过锻炼来改变筋骨并使之强健的一种传统功法。目前，易筋经是有助于练习者强身健体、提高体力的练功方法之一，也是人们防治疾病、延年益寿的常用保健功法。

【功法特点】

从运动学角度来讲，易筋经的部分动作涉及软组织拉伸动作，如"青龙探爪""掉尾摇头"等，还包含部分肌肉耐力、力量练习，如"横胆降魔""饿虎扑食"等。如果说八段锦偏重于对脏腑功能的调理，那么易筋经则偏重于对运动系统，如软组织、骨骼、关节等功能的调理，有助于增强人体运动功能。

【动作分析】

第一势　韦驮献杵（图 3-46）

● 中医调理：第一势是易筋经的基础动作，主要作用是安神定志、排除杂念，可消除练习者内心焦虑和不安情绪，使其心平气和，对神经衰弱、心烦失眠等有一定调理

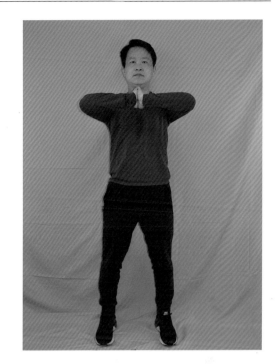

图 3-46　韦驮献杵。

作用。

● 运动康复：本势动作的重点在于对呼吸的调节，练习者应该用心体会腹式呼吸，尝试激活膈肌，以增加摄氧量。对于肢体而言，旋臂指胸动作通过对掌时手臂旋转，使前臂屈肌群处于拉伸状态，对于提升腕关节灵活性有一定帮助。

第二势　横胆降魔（图 3-47）

● 中医调理：本势的主要作用是宽胸理气，疏通血脉，平衡阴阳，改善心肺功能，对肺气肿、肺心病、心肌缺血、共济失调有一定疗效。

● 运动康复：重点锻炼上肢三角肌，下肢股四头肌、小腿三头肌等的耐力，对提升肩关节、踝关节等的稳定性有益。

第三势　掌托天门（图 3-48）

● 中医调理：本势的主要作用是调理三焦、激发脏腑之气、引血上行，增加脑供血，

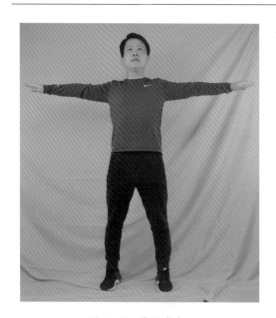

图 3-47　横胆降魔。

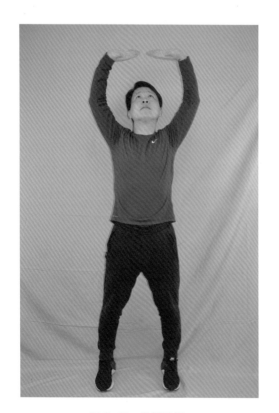

图 3-48　掌托天门。

对心肺疾病、脾胃虚弱、妇科病、脑供血不足、低血压等有一定疗效。高血压患者忌练此功。

● 运动康复：重点锻炼上肢各肌群、腰肌、股四头肌、小腿三头肌，可增强臂力、腰力、腿力。

第四势　摘星换斗（图 3-49）

● 中医调理：本势主要作用于中焦，上体转动幅度较大，可使肝、胆、脾、胃等脏器受到柔和的按摩，从而促进胃肠蠕动，增强消化功能。

● 运动康复：虚步步态重点锻炼腰肌、下肢肌群，有助于增强下肢力量。旋臂勾手动作包含屈肘、前臂旋后、屈腕、屈指，对提升前臂及腕关节力量和灵活性有益，腕屈肌群等长收缩的同时腕伸肌群受到拉伸。此外，旋后肌、肱二头肌也参与发力，以产生前臂旋后动作。

第五势　倒拽九牛尾（图 3-50）

● 中医调理：本势的主要作用是舒筋活络，可防治肩、背、腰、腿肌肉损伤。同时挤压腹腔，有利于促进肠道功能。

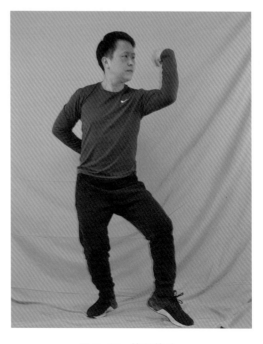

图 3-49　摘星换斗。

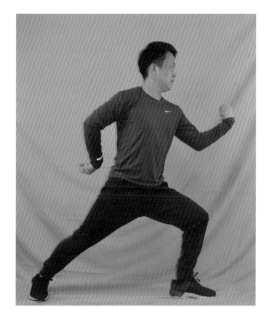

图 3-50 倒拽九牛尾。

●运动康复:本势动作可增加手臂肌力,尤其是螺旋模式的等长收缩,有利于增强两臂旋前、旋后肌群的力量和协调性。

第六势 出爪亮翅(图 3-51)

●中医调理:本势的主要作用是疏泄肝气,舒畅气机;培养肾气,增强肺气,促进气血运行,对老年性肺气肿、肺心病有一定疗效。

●运动康复:当两掌前推时,要求练习者尽量将手臂推至最远,对前锯肌的激活十分有益,前锯肌弱化导致肩胛功能失调的患者可以经常练习此势动作。此外,前推动作末尾的踮脚动作,对练习者平衡能力的要求较高,练习时需要循序渐进、小心谨慎,以防跌倒。

第七势 九鬼拔马刀(图 3-52)

●中医调理:本势的主要作用是增强脊椎及肋骨各关节的活动范围,有利于疏通督脉,宽胸理气,改善头部血液循环,对防治颈椎病、肺气肿、脑供血不足等有一定疗效。

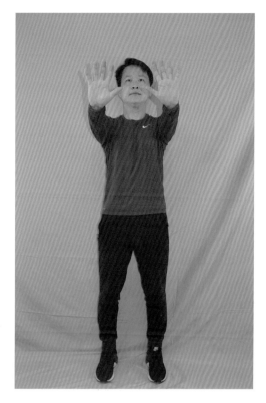

图 3-51 出爪亮翅。

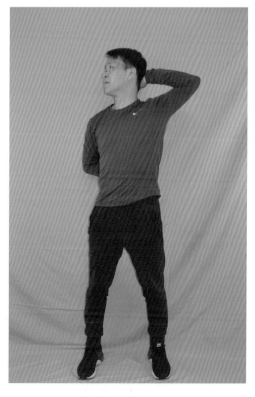

图 3-52 九鬼拔马刀。

● 运动康复:当做"与项争力"动作时,手臂与颈项部肌肉力量对抗,对增强颈项部肌肉力量无疑是有益的。颈椎小关节紊乱等颈椎失稳表现可以通过增强颈项部肌力来预防,该动作与普拉提中的相关动作类似。"手掌抚背"动作要求练习者做出上臂后伸内旋、屈肘、前臂旋后等一系列动作,才能将手置于肩胛间区。重点锻炼肱三头肌、腰肌,可增强臂力与腰力。该势对肩关节要求较高,经常练习可以预防肩关节功能障碍。

第八势 三盘落地(图 3-53)

● 中医调理:本势能活血化瘀,促进腹腔静脉血液回流,消除盆腔瘀血,对腰腿疼痛、盆腔炎等有一定疗效。

● 运动康复:三盘,即高、中、低三个程度的马步下蹲,重点锻炼股四头肌、腰肌,可增强腿力、腰力。马步下蹲时要求"开胯",即髋关节需要一定程度地外展,对大腿内收肌有一定的舒展作用。建议练习时参考现代康复治疗中髋关节主导的下蹲方法:膝关节弯曲不超过足尖,臀部微提,向后坐蹲,有利于臀肌、股四头肌的肌力锻炼,而不至于损伤膝关节。

第九势 青龙探爪(图 3-54)

● 中医调理:本势的主要作用是疏肝利胆、宣肺束带,调节五脏气机,对呼吸系统疾病、肝胆疾病、妇科经带病有较好治疗作用。

● 运动康复:本势主要锻炼体侧线筋膜的柔韧性,可拉伸体侧软组织。本势中的"探"字有缓慢延伸的含义,说明动作不应强压,也不应冲击式地采取动态拉伸,应在练习者承受范围内静态维持,并稍有延展。

第十势 饿虎扑食(图 3-55)

● 中医调理:本势的主要作用是强腰壮肾、舒筋健骨,久练可增加指力、臂力和下肢力量,并能锻炼腰腹肌群。初练时,可以掌指

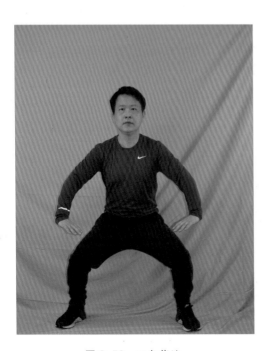

图 3-53 三盘落地。

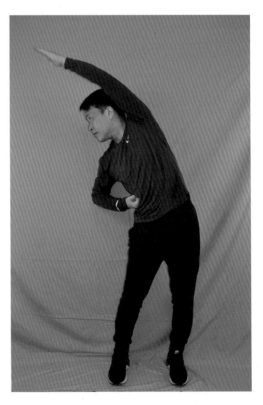

图 3-54 青龙探爪。

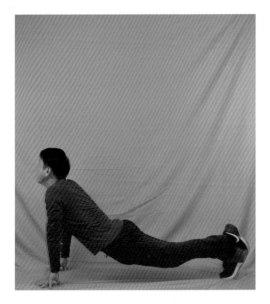

图 3-55　饿虎扑食。

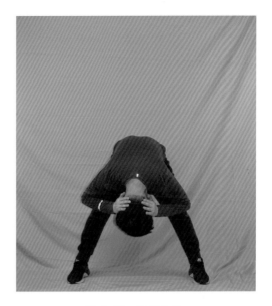

图 3-56　打躬击鼓。

撑地,在臂力增强的基础上,再逐渐用五指、四指、三指、二指等进行撑地练习。

● 运动康复:因为"饿虎扑食"是俯身支撑式的练习,所以可以将其与平板支撑类动作相类比。本势可谓是"超级版"的平板支撑,对肩部和手臂的稳定性、力量、灵活性及核心肌群的要求都相当高。

十一势　打躬击鼓(图 3-56)

● 中医调理:本势的主要作用是醒脑明目、益聪固肾,可促进头部血液循环,消除耳鸣症状,增强听力,缓解腰背部肌肉紧张、疲劳。"击鸣天鼓"是一种传统的叩击类手法,通过掩耳时弹打颅骨,形成颅腔共鸣,以开窍醒神。但由于低头时间较长,高血压患者禁练本势。

● 运动康复:本势可以拉伸腘绳肌、大腿内收肌群、臀部肌肉等,同时锻炼腰背部肌肉力量。

第十二势　掉尾摇头(图 3-57)

● 中医调理:本势为结束动作,可舒松

经络,强健筋骨,通调十二经脉、奇经八脉,疏通气血。

● 运动康复:本势作用于青龙探爪类似,但因为是两手十指交叉一同下俯,因此难度更高,刺激更强。主要作用为增强腰、下

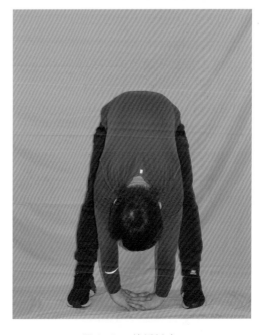

图 3-57　掉尾摇头。

肢和手臂的柔韧性。

四、马王堆导引术

【简介】

马王堆导引术依据1973年湖南长沙马王堆三号汉墓出土的帛画《导引图》创编。图中44个工笔彩绘人像图,形态各异,栩栩如生,并辅以文字标注。所谓"导引",是呼吸运动和躯体运动相结合的一种医疗体育方法。早在原始时代,先民们为了表示欢乐、祝福和庆功,往往模仿动物的跳跃姿势和飞翔姿势舞蹈。后来便逐步发展成为锻炼身体的医疗方法。我国古代的"导引"就是指"导气会和""引体会柔",是呼吸运动和躯体运动相结合的一种体育疗法。《导引图》不仅年代早,而且内容非常丰富,它使古代文献中散失不全的多种导引与健身运动找到了最早的图形资料,对导引的发展、变化研究提供了可贵的线索,是我国古代导引养生研究的重要资料。

【功法特点】

"马王堆导引术"以《导引图》为原型进行创编,以循经导引、形意相随为主要特点,围绕肢体开合提落、旋转屈伸、抻筋拔骨进行动作设计,是一套古朴优美、内外兼修的功法,集修身、养性、娱乐、观赏于一体,动作优美,衔接流畅,简单易学,安全可靠,适合于不同人群练习,具有祛病强身、延年益寿的功效。相较于前文所述的功法,马王堆导引术显得更加古朴、柔和,更注重对于经脉系统的调理。从历史发展角度来讲,"马王堆导引术"存世最为悠久,很有可能是后期各种功法的雏形[19]。

【动作分析】

因为马王堆导引术动作相对和缓,肌肉用力、拉伸均不甚明显,即对于肌体运动系统的"锻炼"功能有限,以调养生息见长,所以该功法的力学分析比较局限,目前主要从经络、脏腑病症相关性来分析。

1.预备式(图3-58)

通过身心调整,渐入练功状态。中医功法与瑜伽类似,也讲究精神状态调整。

2.起式

本式意在督脉,可以有助于人体阳气升发。主要用于神志昏蒙、易疲劳、腰部肌肉劳损酸痛等病症。从运动学来讲,起式动作重点在于对呼吸的调整控制。

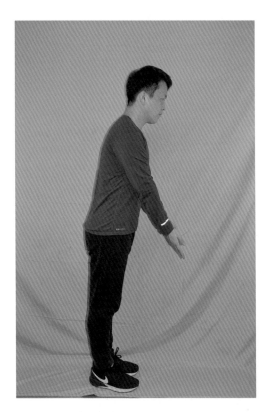

图3-58 预备式。

第一式　挽弓 (图3-59)

本式意在手太阴肺经,主要用于宣通肺气。本式动作配合呼吸吐纳,开胸理气,有利于缓解胸闷,改善气喘、气短等不适症状。挽弓的动作为相对较晚出现的八段锦之"左右开弓似射雕"的雏形,类似的开弓动作重点锻炼肩周肌肉、关节和背部肌群的力量,同时对于辅助呼吸肌的激活有一定帮助。

第二式　引背 (图3-60)

本式意在手阳明大肠经,有利于疏通肠道。可协助调理排泄功能,主要用于缓解、改善腹痛、腹泻、便秘、肠道功能紊乱等病症。两臂抬起后做弓背动作,与五禽戏中的鹿奔动作类似,肩背部肌肉得到牵拉,对手臂线筋膜功能有牵伸作用。

第三式　龟浴 (图3-61)

本式意在足阳明胃经,以调和胃腑。主要用于防治与胃相关病证, 如胃部疼痛、呕吐、反酸口苦、消化不良导致的胃胀等症状。下蹲动作对于脊柱,特别是腰部的力量有一

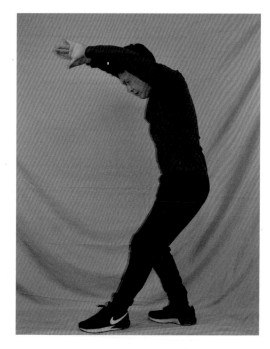

图 3-60　引背。

定的锻炼效果。

第四式　龙登 (图3-62)

本式意在足太阴脾经,以调理脾胃。主

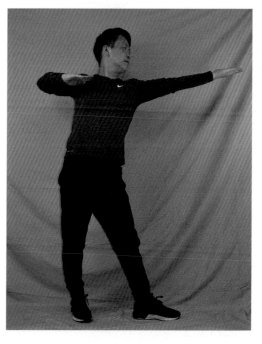

图 3-59　挽弓。

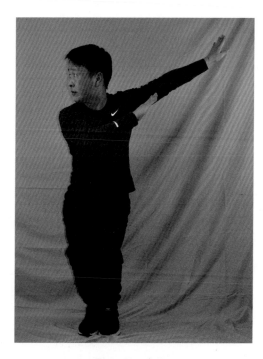

图 3-61　龟浴。

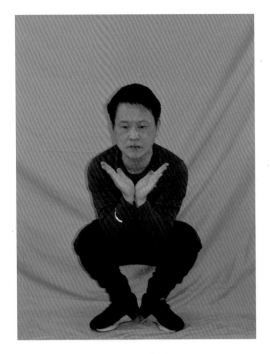

图 3-62 龙登。

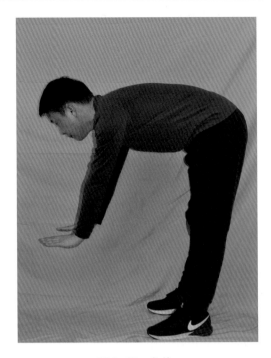

图 3-63 鸟伸。

要用于改善脾胃相关病症,如胃脘痛、食欲不振、呕吐嗳气、腹胀便溏、身重无力、畏寒怕冷等不适症状。下蹲的深度要求膝关节有一定的承受能力,与"三盘落地"类似,大腿内收肌在开胯深蹲时可以在一定程度上得到拉伸,向上舒展则与"两受托天理三焦"类似。

第五式 鸟伸(图3-63)

本式意在手少阴心经,以养心安神。主要用于防治心胸部位及神志相关病症,如心痛、胸闷、气短、失眠、健忘、手心发热、出汗等症。与五禽戏中的鸟戏不一样,鸟伸主要是屈髋俯身的动作,练习时需要伸髋肌群离心性收缩维持,并以此为基础激活脊柱深层肌群。

第六式 引腹(图3-64)

本式意在手太阳小肠经,可用以调整肠道吸收功能。主要用于调理由小肠功能失调引起的病症,如脐周的腹痛、消化不良、腹泻及肩臂外侧后缘痛等症。从动作上讲,此式

动作将考验练习者的躯干与手臂的协调性。

第七式 鸱视(图3-65)

本式意在足太阳膀胱经,以宣通太阳之

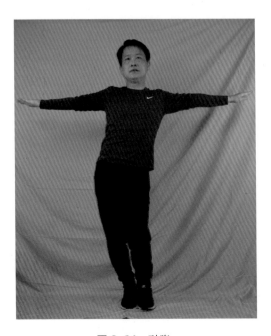

图 3-64 引腹。

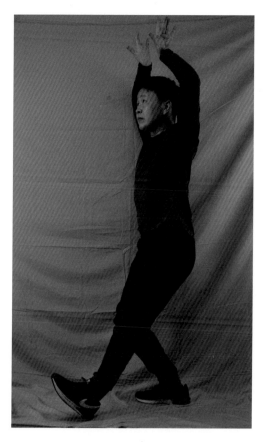

图 3-65　鸥视。

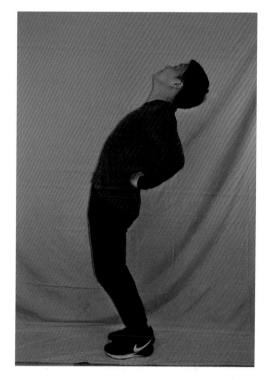

图 3-66　引腰。

经、疏利膀胱水道。主要用以防治头项、背腰及下肢的疼痛或不适，小便排泄障碍，以及与背俞穴相关的脏腑所发生的病症，如项背、腰臀、下肢后侧疼痛，小便不通、遗尿等症。练习此式动作时肩关节充分屈曲外展，过头顶耳后。除对于肩关节本身有较高要求，对于斜方肌下束的肌力也有一定的锻炼，有助于纠正"圆肩"等不良姿势。

第八式　引腰 (图3-66)

本式意在足少阴肾经，有助于培补肾气。主要用于防治肾功能低下及妇科等相关病症，例如，易疲劳、痿弱无力、气喘、腰痛、足心热等症。与"双手攀足固肾腰"类似，通过腰部俯仰动作，锻炼脊柱周围肌群，有利于恢复腰椎生理曲度，有利于脊柱关节的灵活性与稳定性之间的动态平衡。

第九式　雁飞 (图3-67)

本式意在手厥阴心包经，以固护心气。可配合"鸟伸"一式，用于防治心、胸相关的病症，如心痛、胸闷、心烦、掌心发热等症。可通过此式练习，增强对肢体姿势的整体控制能力。

第十式　鹤舞 (图3-68)

本式意在手少阳三焦经，以通调三焦气机。主要用于防治代谢紊乱相关的症状，如头身、下肢和足水肿，食欲不振，小便不利等症。与手臂挥舞协调的腰椎拧转，有利于滑利腰椎小关节。

第十一式　仰呼 (图3-69)

本式意在足少阳胆经，用以疏肝利胆。主要调治与胆相关的功能性病症，如口苦、面色泛黄、头痛目眩等不适。本式从名称上来讲应该与呼吸较为相关，建议练习时注意呼吸，或模仿"六字诀"的吐纳方法来配合

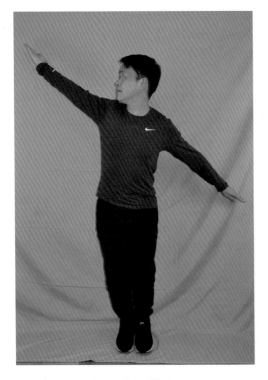

图 3-67　雁飞。

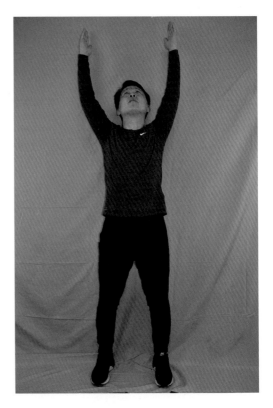

图 3-69　仰呼。

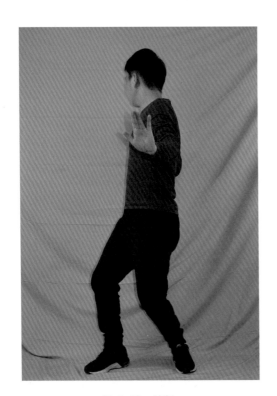

图 3-68　鹤舞。

练习。

第十二式　折阴（图3-70）

本式意在足厥阴肝经，以平肝潜阳、疏肝理气。主要用于防治肝病、眼病及肝阳上亢、肝气郁结等病症，如视力障碍、高血压、头痛头晕、抑郁等症，并可以辅助预防卒中的发生。此式动作偏于舒缓，用于呼吸调节，逐步平复，准备收式结束。

3.收式（图3-71）

本式意在任脉，养阴以助阳，达到阴平阳秘的状态。可用于缓解容易发怒，失眠头痛等症，也可以调节女性相关功能失调。与起式相同，收式结尾需要逐步回到对呼吸的控制，引气归元，静养心神，逐步平复。

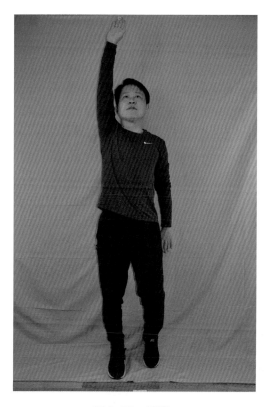

图 3-70　折阴。

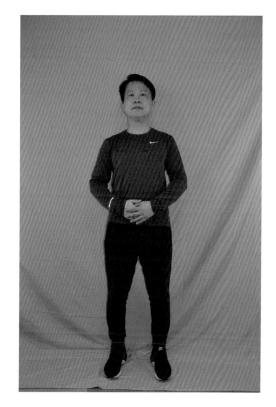

图 3-71　收式。

第 3 节　康复治疗技术与推拿

康复医学有多种分类,包括 PT、OT、ST、MTT 等。每个技术框架相对自成体系,但都没有自我封闭成环,均倾向于动态发展和开放的状态。与其康复概念、理念相关的技术手段都可以被吸纳,虽不是兼容并包,但并不排外。许多体系把针灸、推拿等中医传统防治技术也纳入其中,为其所用。

拥有博大胸怀的中医更具有包容性,特别是现代中医。在中医基础理论指导下,现代中医秉承整体观念和辨证论治,强调因时制宜,继承创新,与时俱进。推拿可以作为现代中医发展的代表。以下两部分内容将简单介绍与推拿手法和功法类似、相关的现代康复手法技术和运动康复体系,并通过推拿医生的视角来讨论他们与推拿相互借鉴的可能。

一、手法相关技术

现代康复中使用徒手进行干预的技术有很多,包括筋膜松解技术、肌肉能量技术等。均以术者双手接触受术者身体表面进行操作。因为大部分技术均使用双手的力量,所以应该也属于物理疗法(PT)的范畴。与中医推拿基本一致的是,现代康复也认为术者的双手是最灵巧的治疗工具之一。

(一)筋膜松解技术

【简介】

筋膜松解技术(MFR)是基于"解剖列车–肌筋膜理论"的一种康复手法治疗技术(具体理论介绍见第二章)。筋膜松解技术治疗整个筋膜基质是与治疗肌肉完全不同的过程,这种治疗方式将筋膜松解技术与其他软组织治疗法区分开来。筋膜比肌肉多10倍的感觉神经受体,包括本体感觉神经受体,是一种具有整体功能的感觉信号系统,筋膜系统的张力网络会根据张力要求适应,调整纤维的排列和密度。筋膜松解技术注重通过精细触摸技术感知,强调治疗整个腱膜和软组织基质的重要性,通过重构和释放张力来恢复人体平衡和运动功能[20-21]。

【主要技术及特点】

筋膜学说作为一种理论,在实践应用中可以渗透并应用到医疗、保健、运动等多个方面,包括健身、瑜伽、普拉提,以及运用到舞蹈、武术、行走、跑步过程之中。在这里为主要相较于推拿,所以主要是进行筋膜松解手法技术简要介绍及特点分析[22-23]。

1.筋膜相关评估

筋膜学说认为,任何结构、姿势上的失衡,均会出现异常的张力线以维持应变模式,从而加剧不平衡,最终一些组织会变短,一些区域会响应反拉力而变得紧绷,以及过度收紧而增厚,这些都是引起疾病、发生疼痛的原因,所以从筋膜的角度来进行各部位的评估非常重要。

姿势评估主要是通过整体和部分的观察获得身体结构不对称和不平衡的信息。包括整体姿势视觉评估、静态评估(包括后面观、侧面观和前面观等),以及主动评估,即从前、后、侧方观察受试者走路的情况,在快速和慢速的情况下评估异常运动模式,从而初步分析筋膜异常。

筋膜松解技术中软组织触诊的主要观点是"问题不一定在看上去的地方"。需要术者体会和感觉。触诊与身体评估包括一般触诊评估、足部触诊评估、骨盆触诊评估,以及肩部触诊评估等具体操作。此部分还包括组织弹性和终末感的评估、组织活动性评估、牵引按压评估、皮肤提捏法、回弹法评估等。

整个筋膜松解技术过程都需要使用整个双手触诊和执行,这是为了使用较大表面积来收集信息,并向受术者传达信任与关心的信息。筋膜实践者认为,与使用手指相比,使用整个双手更能进行有效沟通。治疗师应该集中注意力进行触诊,具备能观察到组织紧张度、温度的异常、炎症、水肿程度的能力,能够准确地评估受术者肢体受限程度,并以此为基础提供适当的治疗。

尽管复杂的医学测试可信度比较高,但一定程度上依靠感觉的触诊评估方法仍然是实践治疗的基础,这是筋膜松解治疗师偏向于经验医学的一个显著方面。

2.交叉手放松

交叉手放松是筋膜松解技术中最重要、最基本的一种常用技术方法,也是构成其他技术的基础。交叉手放松通常是在前臂或手腕处交叉,让手指指向相反的方向,将双手手掌交叉放置于受术者皮肤表面,轻轻按压,感觉组织的深层屏障,在富有弹性的浅筋膜中寻找组织阻力,可以使该处的组织放松、软化和理顺。因为胶原蛋白仅在90~120秒后才开始放松,而肌肤弹性和弹性胶原纤维在90秒后才会延长,所以实施交叉双手放松的方法通常需要5分钟以上,持续按压的时间越长,对整个筋膜三维基质的影响也越多。

操作交叉手放松时,需要术者的手和患者皮肤直接接触,不能使用按摩油、按摩膏等介质。操作时要耐心,不要太用力。

练习交叉双手放松能够感知到筋膜基质的细小变化,学会如何触摸密集的肌肉筋膜组织,有助于沿着组织放松的方向寻找受限的部位,并逐步放松该处。

3.纵向轴放松

纵向轴放松,类似于针对手臂与下肢的拔伸牵引方法。筋膜主要是从上到下整齐排列,纵向轴放松可以消除导致平衡结构和支撑结构旋转、扭转和移动的受限处。使用手臂和下肢做纵轴牵拉,可以接触到这些区域中的组织受限处,还可以接触牵拉力线涉及的所有其他组织。纵向轴放松是一种评估组织和关节受限的常用方法,当然,除了手臂与下肢牵引以外,纵向轴放松还可以包括颈部牵引,以及手指、足趾等局部的牵引。

操作时需要打开关节,放松肢体,以及放松肢体外筋膜纵向平面和相连的组织,使用牵引、外旋、外展等不同动作寻找组织屏障。

一般筋膜松解技术需要实施 5 分钟以上才能获得一定效果,但是因为手臂与腿部解剖结构的特异性,通常需要更长的牵引放松时间。

4.按压放松

筋膜松解技术中的按压放松是一种补充,是指用双手手掌按压在组织表面,双手置于大腿两侧而并非交叉,适当温和地用力,双手按入受术者身体肌膜深层的受限处。一般是在纵向轴或者是交叉手放松无效的情况下,尝试使用这种温和的按压技术,然后再接着重新使用最初的技术。

实际上是通过按压这种方式,持续按住其组织结构受限的屏障,等待其缓慢自行放松,一般持续 5 分钟以上,然后松开、推动或是活动组织,以至下一个组织屏障处。

在实施按压放松技术时,强调不要强力压迫受限的部位,或者是用力不稳产生滑动,需要稳定用力,等待组织慢慢放松。

5.横断面放松

筋膜的横断面主要位于一些功能性结缔组织,重要的筋膜横断面,包括骨盆膈膜、横膈、胸廓入口、颅底,以及四肢的关节面部位的筋膜。横断面放松主要针对这些部位筋膜的受限。

执行横断面放松时,一般一手置于该部位身体的下方,另一手置于该处的上方,两手均需要接触皮肤。放置于下方的手保持柔软,提供一定的支撑,置于上方的手轻轻地按压,但不要用强力压迫受限部位或产生滑动。

操作时双手接触患者皮肤,强调充分等待组织产生筋膜理顺的感觉。同样这个技术在操作时也要持续 5 分钟以上。可以采用坐位、站位或者是仰卧位来实施横断面放松。

6.筋膜松解与筋膜回弹

筋膜松解技术中的松解与回弹并不涉及具体的操作技术,是筋膜组织的一种本能和自发的现象,是接受干预治疗产生的一种自然反应,需要治疗师去体会。“筋膜松解”是指身体的整体或者是局部自发的延展运动。治疗师可以直观地感觉到这种微妙的变化。“筋膜回弹”则是用来表示晃动组织、关节和肢体时,使固体返回流体状态,并改进组织与关节运动性和移动性的现象。筋膜回弹可以作为一种评估方法使用,同时,与筋膜松解一样也是一种自发反应。有经验的治疗师可以在筋膜回弹过程中感受微妙的终末感和组织阻力。

筋膜开始软化和理顺使基质返回到流体状态时，物理和情绪受限会得到放松，能量会聚集随后释放。因此，筋膜松解和回弹现象是需要术者积累经验去进行体会的，如果出现这些现象对我们理解功能障碍和受限的情况有所帮助。

7.技术组合

因为治疗师的风格、技术使用，以及各自经验的不同，在筋膜理论的指导下，筋膜松解技术允许把诸多的实用技术组合在一起，并没有设定约束和界限。术者可以使用不同的手部姿势、采用不同的治疗工具或提供多位治疗师协作等强化治疗的方案，组合出自己的治疗风格，通过这种方式形成一种完整的个性化治疗方案，目的是追求治疗的有效性。高级的组合技术除了使用之前的技术先后组合之外，还有各部位筋膜体位放松技术、瘢痕组织直接放松技术等。

【与推拿相关讨论】

虽然发展背景不一样，但筋膜松解技术与中医推拿的相似性相对比较明显。筋膜理论所涉及的技术，无论是类似于推拿按摩的手法还是瘢痕技术及其他的方法，其主要的目的，是要使筋膜排列顺序形变有序，传导力量的能力、滑动能力、回弹能力等得到提高，从而解除对于受术者运动能力的限制。在防治相关疾病的范围内，筋膜松解技术与推拿的关联性可以体现在筋膜理论与中医经筋学说的理论相似性，以及推拿手法中的推法、按法、拔伸法等的使用，在时间上，在应用的层次上，感受及效应上值得推拿手法借鉴。

交叉手放松对于掌推法；按压放松对于掌按法；纵向轴放松对于拔伸法。操作时均不建议施以重力，时间可以适当延长，注重感受，强调体会皮下组织的状态等方面，同时这些强调的改良并不影响推拿手法动作要领，反而是对他们的强化，有利于提高疗效，值得思考。

在实施掌推法时，如果术者将压力控制为对于筋膜层的挤压而不是对于整个骨骼肌实施压迫，在没有按摩油等介质的情况下，自然缓慢推进，用手指手掌仔细体会筋膜层的顺畅程度，当遇到受限位置时减慢速度，体会放松效应。这种改变将有利于提高单次操作效率。

同样，使用掌按法时，按压的压力和持续的时间都需要进行考虑。按法本身要求是"按而留之"，但是留的时间一般不会有5分钟以上这么长，如果参考筋膜松解疗法的按压放松，则需要在长时间持续压迫的时候体会浅筋膜的放松。按压的力度也要适当，可以尝试这种比较温和的按压力度来实施。

推拿中的拔伸法与纵向轴放松一样属于人力牵引。但是拔伸法操作时一般都比较注重于拉开关节间隙，是对关节囊的松动。如果参考筋膜松解疗法中的纵向轴放松，则需要在拔伸牵引过程之中，考虑对于局部和相关区域软组织特别是筋膜的张力的延展放松。这样，推拿拔伸法的操作涉及的范围就得到了扩展。

(二)PNF 牵伸术

【简介】

牵伸是指肌肉延展到一定长度，以缓解肌肉痉挛，其类型可以广义分为主动牵伸和被动牵伸(或者是辅助牵伸)，也可以更加细化，根据动作特征可分为弹性牵伸、动态牵伸和静态牵伸等。PNF 牵伸术是以本体感觉神经肌肉促进术为理论基础发展起来的牵伸方法，是一种遵循本体感觉神经肌肉促进术的基本理论和原则的主动-助力牵伸技术，是一种常见的物理治疗方法[24]。PNF 是一种理念，也是一种治疗观念，其观念仍在不断地发展中。其基本理念是：所有人类，包括残疾人，都存在尚未被开发的潜能。其基本思想根植于以下的观念之中，包括积极的方法，最高的功能水平，发掘潜能，考虑人的整体，使用运动控制和运动学习原理。

【主要技术及特点】

除了 PNF 的基本理念，PNF 牵伸术还必须建立在螺旋-对角动作模式基础之上。人体的大多数动作不是沿直线发生的，而是通过了许多动作平面而发生对角螺旋的运动方式。因此，PNF 牵伸术将此模式作为拉伸动作设计模式。

大多数 PNF 牵伸术通过实施被动或主动助力运动实现，其中主要的类型有两种，均属于"放松技术"，即"保持-放松技术（HR）"和"收缩-放松技术（CR）"[25]。

1.保持-放松技术

这一技术一般应用于关节活动严重受限，以及由于无力或疼痛使主动运动受限的情况。牵伸者保持肢体在已被拉长的关节活动范围末端，再等长收缩目标肌肉，以抵抗治疗师施加的进一步拉长目标肌肉的阻力，然后放松，并主动移动到肢体新的关节活动范围。

2.收缩-放松技术

收缩-放松技术适用于关节活动范围明显受限的群体。这一技术合并 PNF 螺旋模式中的等长收缩和等张收缩形式操作，物理治疗师移动受术者的肢体到受限的关节活动末端，然后引导其试着移动肢体到短缩范围之内，术者给予阻力，但允许受术者肢体发生旋转（等张收缩），其他方向的用力是等长的，然后由术者被动移动其肢体到新的关节活动范围，反复进行几组收缩-放松练习以后，引导受术者主动到达新的关节活动范围。

3.易化牵伸术

易化牵伸术也遵守 PNF 的原则和技术，包括等长收缩、选择体位、独立肌肉和螺旋-对角模式的应用。易化牵伸术是主动-助力牵伸，利用主动动作和等长收缩，以改善柔韧性并促进运动学习。简而言之，易化牵伸术主要由三部分技术组成：①受术者主动拉长被牵伸的目标肌肉；②受术者等长收缩目标肌肉约 6 秒钟；③受术者主动牵伸目标肌肉到达新的活动范围。易化牵伸术的三部分技术在实践中运用了多年，最初以交互抑制和等长收缩后放松这两种神经学效应为基础。在牵伸中受术者应承担主动角色，以便募集更多的肌肉，以提高神经肌肉功能，术者运用口令指导牵伸，并且鼓励受术者正常呼吸。在牵伸时，术者应注意观察受术者是否存在代偿模式，因为易化牵伸术主要是由受术者自己完成，尤其在等长收缩时容易出现代偿模式，因此术者应该注意受术者的体位是否摆放正确，给予适当的引导十分重要。

【与推拿相关讨论】

推拿中与牵伸有关的技术主要是手法中的屈伸法和功法中的易筋经中的某些动作。

屈伸法在许多教材版本中归于运动关节类手法，或包含在摇法之中。所以屈伸法的初衷主要是针对关节屈伸不利。但由于肌肉痉挛导致关节功能障碍、僵硬时，采用此法可以起到一定作用。同时,对于痉挛肌肉也存在一定的拉伸作用。因此,借鉴PNF拉伸术的理念进行屈伸操作时,可以考虑采用对角螺旋角度、屈伸与等长收缩这种适度力量对抗交替操作。

易筋经中的韦陀献杵(旋臂指胸)、摘星换斗(屈臂勾手)、九鬼拔马刀(抚背)、青龙探爪、掉尾摇头等则可以对应易化牵伸术,因为均为主动运动产生拉伸,而且也均存在对角螺旋模式,是很好的主动拉伸锻炼方式,值得进一步细化研究。

(三)肌肉能量技术

【简介】

肌肉能量技术(MET),其定义为"一种要求患者从一个被精准控制的位置向特定肌肉收缩方向对抗术者给予的作用力的主动运动,是一种整骨领域的诊断及直接治疗技术"。这种技术源于早期的一种间歇性(快速)抗阻疗法,即通过肌肉反复收缩来促进淋巴和静脉循环,从而减少水肿、充血和炎症。

在MET形成之前,该疗法是简单地利用肌肉收缩来对抗术者的反作用力。在肌肉能量技术中术者摆放患者的体位,以接触到限制性障碍点。"羽毛边缘"表示接触的程度,指的是刚刚接触到限制性障碍点的起始感觉,距离具有坚硬感觉的限制障碍点的末端还有少量活动范围,若术者直接接触到限制位置的末端开始治疗,这会引起患者的抵抗,不利于纠正功能障碍。和其他整骨直接技术一样,在肌肉能量技术中患者的功能障碍向限制性障碍方向进行调整。

有专家认为肌肉能量技术可以用于治疗筋膜组织受损,比如说软组织紧张、痉挛和纤维化,另有一些专家描述肌肉能量技术是利用肌肉力量来活动关节,即肌肉能量技术可以活动一个由于关节内部病变(包括紧张、炎症、骨性关节炎等)而活动受限的关节,并不是由肌筋膜原因引起,通过肌肉收缩力量来对抗关节活动受限,以及通过摆位和收缩力量的结合来缓解关节的活动障碍[26]。

【主要技术及特点】

1.等长收缩后放松技术

在MET操作过程中,术者指导受术者进行功能障碍肌肉的等长收缩,在等长收缩过程之中增加的张力作用于肌腱上的高尔基腱器官本体感受器上,从而形成反射性抑制。随后出现伴随比较高张力的肌肉长度的增加。在肌肉收缩之后会出现一个不应期,在此期间术者可触及肌肉的放松及暂时性的长度增加。等长收缩会释放热量,这种热量对肌筋膜产生舒缓的效果。产生的热量会使得处于紧张状态的结缔组织及胶原基质改变原有的胶体状态,因此筋膜可以延伸,同时肌肉也得以拉长。在等长收缩过程中,肌紧张度也可以表现为肌肤及其周围间隙中的液体流动的情况。这些液体可以增加整体长度,使之松弛。收缩状态的主动肌与急性损伤阶段的功能障碍肌肉相似,因此这种类型的操作适用于亚急性及慢性损伤中存在的肌肉挛缩及纤维化的情况,而不适用于急性期。每次操作收缩的力量也许不同,但都应该在受术者和患者都可以耐受的范围之内。另外,受术者的收缩与术者的对抗方式应该是以平缓而持久的,不是比较力量大小。

2.交互抑制

对于 MET 的肌肉能量形式，其运用了交互抑制和松弛的生理学原理，即当主动肌收缩时，拮抗肌舒张。在 MET 中术者指导受术者轻度收缩未累及的肌肉，将功能障碍区域摆放至限制性障碍位置，即羽毛边缘。再指导患者向限制性障碍位置慢慢推移，术者通过与受术者的反向用力使受术者远离限制性障碍位置。这种技术要求操作时的收缩力非常轻，因为若引起肌肉剧烈收缩，会导致主动肌与拮抗肌同时处于收缩状态，这样抑制性反射被消除，MET 就会无效。

该技术利用功能正常的主动肌放松功能障碍的拮抗肌。在急性肌腱损伤的情况下，可以阻止受伤组织进一步受损。如果等长收缩后的放松训练加重了受术者的疼痛，可能是因为主动肌受损，进而引起受损肌筋膜组织刺激性收缩。因此，通过逆转受术者收缩方向，使相对拮抗肌转换成主动肌，这种疗法对于受术者来说更容易接受。在事实上，该技术在亚急性和慢性情况下都像急性期一样有效。这些情况下该技术可能会减少慢性肌腱"反射"，而这种反射会导致持续的肌肉张力亢进。

3.利用肌肉力量活动关节

利用肌肉力量活动关节是指利用受术者体位及肌肉收缩来恢复受限制关节的活动。因为肌肉是关节活动的主要动力来源，因此在特定体位下运用受术者特定的肌肉收缩，可对特定部位形成强大和有方向的作用力。最终的收缩形式应该是微小的等长收缩。

除了使受术者主动肌肉收缩，而不是由术者牵拉肌肉被运动这一点外，肌肉能量技术与高速低幅疗法（HVLA）中的长杠杆法相似。这些疗法中杠杆越长，收缩力越大。因此这种肌肉能量技术可以被认为是一种低速低幅治疗方法。

4.呼吸辅助

呼吸辅助被大量应用于整骨技术之中，包括软组织技术、摆位放松技术、肌筋膜松解技术等。当呼吸辅助被用来改善限制性功能障碍时，通常被称之为"释放增强效应机制（REM）"。

在操作肌肉能量技术时，术者将受术者摆放至能最好地将呼吸力量引导到功能障碍区域的体位上，同时使用一个支点作为一种反作用力来帮助引导这个功能失调区通过限制性的障碍点。因为筋膜的连续性运动和组织的变化可能在局部和外围发生，所以吸气过程中横膈膜的移动可能会影响远处的肌肉组织功能。

5.头眼反射/眼枕反射

当受术者被要求做特殊眼部活动时，一些颈部深层及躯干肌肉会反射性地收缩，从而反射性地引起拮抗肌放松。受术者也许会被要求向受限的方向看，或者是向容易运动的方向看。因此通过反转患者的注视方向，可能会最小限度地引起等长收缩后放松，或引起交互抑制的效果。

这种操作方法一般用于严重的急性颈部及上胸部症状。这些患者因为有剧烈的疼痛、肌肉痉挛或紧张，所以无法采取其他的治疗方法。

【与推拿相关讨论】

肌肉能量技术基于对软组织胶原基质状态与肌肉收缩运动的影响。从操作方法上来讲，MET 与 PNF 技术有一定的相似度。治疗中采用适当的主动运动配合被动的治疗技术,这一点可以给推拿手法操作提供全新的视角。

(四)关节松动术

【简介】

关节的基本作用是连接骨骼和参与实现运动功能。人体关节的运动方式包括主动运动和被动运动。主动运动指在神经系统的指令下,肌肉主动收缩,使关节产生屈、伸、展、收、旋转、环转等生理运动。被动运动是指在受术者放松的前提下,有术者带动受术者关节进行运动,其运动方式除了主动运动中的所有生理运动方向以外,还可以包含附属运动。附属运动指关节无法自主完成的关节面分离、挤压、平移等。关节松动术就是指治疗师在患者关节活动允许范围内完成的一种手法技术,主要以关节的生理运动和附属运动作为治疗手段,主要治疗因力学因素(非神经性)引起的关节功能障碍。

【主要技术及特点】

关节松动术操作时注重关节结构,特别是关节面的方向,同时重视对于关节运动中心化的运用、关节滚动-滑动凹凸原则对于关节运动障碍的关系。正常关节的运动看似简单实际则比较复杂,这是生理结构所造成的。关节运动包含滚动和滑动,由滚动和滑动共同形成。滚动和滑动的配合关系不同,在同一关节不同运动方式中会有不同。凹凸原则可以很好地解释这种现象。当凹的关节面在凸的关节面移动时,凹的关节移动和滑动的方向和远端关节面动作方向相同。反之,当凸的关节面在凹的关节面移动时,凸的关节移动和滑动的方向会和远端关节面动作方向相反。例如,膝关节在做下蹲运动时,其运动模式是闭链运动。下肢末端相对固定,所以是股骨远端内外骨节(凸面)在胫

骨平台(凹面)上运动,其运动方式中的滑动和滚动的方向是相反的;当受术者坐位向前踢腿屈伸膝关节时,其运动模式是开链运动,股骨相对固定,因此是胫骨平台围绕股骨末端进行运动,其运动方式中的滑动和滚动方向是一致的。

由于起源发展不一样,关节松动术有几种不同的风格类型,其中比较著名的风格类型为 Maitland (澳大利亚)、Kaltenborn (挪威)、Mulligan(新西兰)等。

1.Maitland 关节松动术

Maitland 关节松动术相对较早,强调对于关节面方向的推动松动和不同等级的分级松动,建立了分等级的振动手法操作体系。

2.Kaltenborn 关节松动术

Kaltenborn 关节松动术则强调在治疗平面上应用线性滑行和牵引松动来恢复关节功能。Kaltenborn 的治疗平面是贯穿关节连接面的直线和旋转轴心深达凹面表面的直线呈90°的直角,在实际应用上想象这个平面为在凹面的一条直线。并以此平面为方向来进行线性关节活动性动作,包括牵引分离、压缩和滑行。在治疗实施过程中,治疗平面-关节面间不应有压缩的力量。在做这些线性活动的时候,等级Ⅰ级为松弛,是指非常小的牵引力,Ⅱ级是收紧,指关节在周围组织放松后再收紧的时候进行,Ⅲ级是松弛度收紧之后,所有组织都被拉紧,在这个时候做线性的关节滑动和松动动作[27]。

3.Mulligan 关节松动术

Mulligan 关节松动术在前两者基础上又有进步。Mulligan 关节松动术在之前的技术特点基础上,认为在受术者关节主动运动时进行辅助松动能有效建立关节中心化的正确运动模式,并能使疗效得以维持,以恢复

正常的关节滑动和传入关节的讯号,操作技术特点是被动关节松动术合并主动动作,其治疗方式可以简要的描述为:对关节施以和维持适当的滑动,患者重复多次有障碍的方向上的运动(6~10 次),再重新评估有问题的运动。在实施过程中遵循"无痛、即时、变化、持久(PILL)"原则。即在正确实施 Mulligan 动态关节松动术过程中受术者应该是在无痛范围内进行的,如果方法得当,应该能有明显且即时的改善,并能维持较长时间(至少数天)的疗效。另外,Mulligan 总结出名为"CROCKS"的操作要点,即禁忌、重复、加压、合作、知识、维持和感觉。Mulligan 与 Kaltenborn 关节松动术一样,主要以徒手方式进行,但也会应用一些小工具,如关节松动带、颈椎支持带、固定用的胶布、支撑手臂或下肢用的楔形块等[28]。

【与推拿相关讨论】

关节松动术针对关节运动功能,主要用来治疗因拉伤/受伤导致的轻微错位,肌肉保护性痉挛导致关节活动受限和肌肉疼痛等,即关节因为各种病理因素所导致的僵硬、功能活动受限。推拿手法中的运动关节类手法,操作的目的与此类似,同时还有其他的手法也可以从运动关节松动术中吸取操作要点细节以提高疗效。

在操作上肢抖法之前,先将手臂拉直,进行轴向拔伸,这种情况下可以考虑在关节治疗平面的方向进行,同时考虑拔伸的力度。

同样在做摇法等运动关节类手法时更需要考虑与关节松动术结合或交替配合。

(五)MTT 筋膜松解术

【简介】

MTT 筋膜松解术是德国 MTT 康复与中医筋膜松解术的结合。本技术以稳定高频振动 MTT 筋膜枪人体工学探头作用于人体筋膜,对于慢性软组织损伤的修复、松解痉挛紧张、整理脊柱小关节紊乱、恢复软组织及关节活动功能有显著作用。经过治疗后患者将感受到软组织的舒适与松弛、骨关节灵活滑利,可使人体功能显著提高。

【主要技术及特点】

1.适用范围

● 因慢性劳损、陈旧伤产生的肌肉、筋膜紧张痉挛而引发的腰背肩颈部疼痛、活动不利等症状。

● 因姿势不良、扭伤等产生的平衡丢失、脊柱生理曲度变化、侧弯而引发的疼痛、活动不利等症状。

● 因肌肉劳损、紧张引发的膝关节、髋关节等僵硬、疼痛及活动不利。

● 因脊柱筋膜紧张痉挛引发的脏腑功能失调(如消化系统、内分泌系统)。

2.设备使用

● MTT 优选筋膜枪 (12mm 冲程、6mm 冲程)。

● 探头类型:圆形头、扁形头、点状头、脊柱头)。

3.操作流程

● 术者在受术者坐位、俯卧位姿势下评估受术者脊柱,探查肌肉功能及筋结所在位置,分析受术者功能障碍病因,形成操作方案。

● 受术者俯卧位,术者用按摩巾覆盖操作部位。

● 术者采用掌推法、掌揉法进一步放松并对受术者局部肌肉进行评估。

● 术者根据受术者体型大小、受力程度

选择不同冲程的筋膜枪。

• 筋膜枪松解包括以下几种形式。①整体松解,使用圆形头或扁形头。从一档开始,启动筋膜枪,从肌肉起点开始沿肌肉走行方向,缓慢移动,松解肌肉束,每条肌肉松解往返3~5遍为宜;整体操作须有步骤性。以足太阳经筋筋膜松解为例,基本顺序为斜方肌、竖脊肌、臀中肌、臀大肌、腘绳肌等(腓肠肌根据患者敏感程度选用)。②重点松解,使用点状头,在患者筋结点进行重点松解,每点不超过1分钟,松解后以局部有松弛感为宜。③脊柱松解,采用脊柱头,从L3/L4棘突两侧开始,逐节段松解脊柱两旁关节突横突,直至T3/T4节段,重复操作3~5遍。④关节松解,采用扁形头,在患者患侧关节周围寻找与关节相关的主要肌肉群,进行重点松解,并缓慢沿肌肉走行方向移动,往返3~5次,松解后关节应有压力减轻的松弛感。

• 理筋手法:采用搓摩法或叩击类手法沿被松解部位操作2~3分钟,结束整理收尾,或可结合脊柱艾灸以温通。

• 整体操作时间约为20分钟。

4.注意事项

• 筋膜枪操作时,需熟悉肌肉解剖,避开所有骨突,只在肌肉较为丰厚的部位使用。

• 压力适中,先轻后重,不可过度。

• 时刻注意与患者沟通,调整力度,避免引发疼痛。

• 注意观察患者皮肤,如出现松解局部发红,应减少操作刺激次数。

二、运动康复相关技术

现代康复中经常会提到"Exercise is the best medicine",即运动是良药,所以以运动作为干预的手段,是现代康复的一个重要的领域,并逐步形成了运动康复学。运动康复学是以运动学在康复领域中的应用为基础逐步形成体系的。运动康复是医疗与体育结合的交叉领域,涉及体育训练项目较多,包括力量、耐力、稳定性、摄氧、心率、稳定性、灵活性、神经反馈等多领域知识。因此运动康复讨论的角度可以是多样化的。

德国在运动康复领域做了大量的研究,并通过不断实践形成了系统性的运动康复体系,被称之为MTT,其概念是:在充分考虑组织生理恢复周期的情况下,通过采用系统的、具有针对性的、影响到相关组织结构及全身的(来自不同领域的综合)运动刺激,使机体达到生物形态和功能上的积极适应,以重塑并提高人体运动功能。

MTT是一个相对复杂而多元的康复体系,不仅仅是一种技术方法或者方案。MTT干预思路引导下的各种技术可以在整个康复中应用。其主导思想是:正确的运动刺激在正确的时间应用于对应的组织结构,以达到康复的目的。以下将以介绍MTT主体内容来探讨运动康复与推拿的关系[29-31]。

(一)MTT康复基础

1.生物力学基础

MTT运动康复基于生物力学相关知识发展而来,示例如下:

• 关节转动轴心:生物系统不像设计固定的机械系统,关节主动轴心随着运动的进行是不断变化的。

• 滚动和滑动:凹凸原则。

• 阻力臂:弹力带、杠铃举例(支点和阻力线做垂线)生物力学曲线。

• 轮滑原则(改变负荷方向)。

• 偏心原则:使肌肉处于全发力状态、力竭状态。

2.结缔组织基础

MTT 理论框架中应用到的分子生物学、生理学知识也比较宽泛。主要包括对于肌细胞、纤维、基质在运动、损伤、炎性、修复等过程中的生理病理变化机制的探讨。例如,对于基质中的水被认为可以以运动锻炼的形式来挤压、分散以营养保护组织,同时化学/机械/温度可刺激炎性因子,从而激活修复细胞组织。

3.对于疼痛理解的基础

肌体运动系统疼痛是 MTT 主要涉及的康复范围。像诸多康复体系一样,MTT 将疼痛主要分为化学性和物理机械性疼痛。

化学性疼痛一般由炎症引起,负荷增加会使得疼痛加重;机械性疼痛,往往是结构性的,机体处于组织机化或功能重塑期,加负荷疼痛会产生变化,可能在无痛角度下训练,疼痛会减轻。

4.软组织损伤演变的正常过程

对于软组织损伤修复过程中的不同时期,MTT 框架建议严格对待。即在急性炎症期、组织机化期、功能重塑期直至痊愈康复,不同分期应采用不同的运动训练方式和康复技术进行干预(图 3-72)。

MTT 建议在各个时期应强调通过主动的治疗方式提高功能性,需要认识到"运动是良药",太多被动运动治疗会引起疼痛复发导致慢性疼痛。

(二)MTT 康复训练的方法组成

● 框架组成:运动康复干预大部分由主动练习动作组成,被动运动占小部分,只在必需的时候应用;在框架允许的限度内,训练计划是个性化的,因人而异。对于手术患者,术前术后的治疗与充足的护理也显得尤为重要。

● 主要干预方法:运动基本要素的训练(早期,ROM+协调性训练;中期,力量+耐力训练;后期,速度训练负荷大);结合心理、教育、认知(相信机体愈合能力,教会患者应对处理)诸多方面,以及各方面和康复师的合作。

● 治疗师的条件:MTT 康复治疗师必须有能力对患者进行专业的、针对性的检查;所使用的运动训练方式和康复技术必须建立在科研结果的基础上;必须对病理、解剖、生理学有准确认识并能转化到训练计划中去;治疗师必须要有一定的运动训练经验。

● MTT 训练时长:准备活动(热身)10~15 分钟;主体训练 30~45 分钟;冷却放松10~15 分钟。

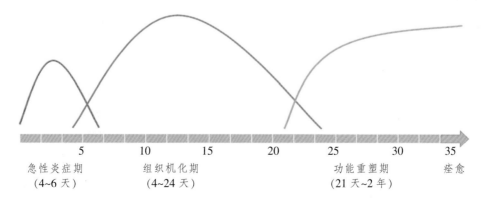

图 3-72　软组织损伤恢复过程。

1.热身

热身可调动身体大肌群参与,通常通过主观表现, 提高肌肉温度增加伸展性等,常以计算即时心率来表示。普通人与运动员的热身要求不一样,热身对于高水平运动员主要是为了提高运动表现,对普通人是为了让肌肉和关节在全关节活动范围内做好准备。MTT 热身包括两个方面。

- 基础热身:轻跑慢跑或是一些简单的关节运动。

- 常规热身:提高神经、血液流动、体温升高,肌肉活性等。①适当提高心率,采用功率自行车、慢跑;心率强度 60%~65% HRmax。观察外在表现,运动过程中,微微出汗,能正常说话。②提高神经兴奋性。③动员加速血液循环。

对于运动员,基础热身的作用主要能使运动表现提升(10%~20%);预防受伤;为神经兴奋性做准备。

对于普通康复人群,如果不需要提升运动表现,不需要预防受伤则不需要进行基础热身;如不需要为神经兴奋性做准备,可做可不做,看患者需要,不随医师意志转移。

- 特定热身:选用的训练动作,与下一步要进行的训练方式和手段一致,以较低负荷重复 10~15 次,目的是适应动作,建议全面完成各项动作。

2.主体部分

采用不同 MTT 训练要素(力量、灵活性、协调性、耐力、速度等)训练模式模块进行不同阶段的训练。主要包括独立性的训练(单块肌肉和单关节的训练)、复杂性训练(多肌肉多关节组合)、功能性训练。

- 独立性训练方法:如伸膝。单块肌肉,单个关节参与;等长收缩和活动中完成。

- 复杂性训练方法:如站起过程,伸肌肌肉链。需多块肌肉,多关节参与完成肌肉链的动作。

- 功能性训练方法:训练有特定目的,日常生活中、竞技表现中分析真正适合患者的训练方式。

3.放松冷却

- 常规:再生和恢复(消除疲劳)、神经系统放松。

- 特殊:如膝关节置换后的训练肌肉温度提高,可冷敷降温 8 分钟,训练中肿胀可冰敷 30 秒。

运动完之后肌肉处于充血和紧张状态,需要通过拉伸来放松,加速血液循环,为目标肌肉提供营养, 防止肌肉僵硬和血液淤积, 同时释放运动时肌肉内堆积的乳酸,减轻乳酸对肌肉的酸性刺激, 缓解肌肉酸痛,促进恢复。运动完肌肉温度很高,做拉伸可以伸展筋膜,有助于提高身体柔韧性和协调性,改善身体线条。乳酸在 HR 60%~65% 区间代谢是最佳的,所以在放松冷却的过程中不宜立刻静止(如慢跑、单车等),运动员要尤为重视!静态牵伸之后只会影响爆发力和速度(故对中长跑项目等耐力运动基本没有影响),而且只会有 30~60 分钟的影响。因此应在进行专项训练前再做动态拉伸和激活。

4.训练质量的评价标准

- 主观感受重复次数。
- ROM:完成全关节活动训练出入 5°。
- 节奏:离心阶段+向心阶段。
- 速度: 主要与快速反应力量有关,对于腰损伤的患者,加速动作会使损伤加重。
- 代偿动作:动作模式要求正确,接近力竭时允许小代偿,但在协调训练中及在疼痛部位不允许。

● 呼吸：缓慢柔和呼出，这样可保持腹压稳定，不可屏气，以免对心肺功能造成影响。

(三)MTT 康复训练中的基本运动要素

MTT 强调在软组织损伤不同时期合理选择应用不同等级的各类运动训练要素内容进行干预。以下是简要的 MTT 干预技术应用模式图(图 3-73)。

MTT 训练要素主要包括：灵活性、协调性、力量、耐力等方面。图 3-73 中的"速度"是针对运动有较高要求的运动员的训练内容，在此不做介绍。

1.灵活性

(1)影响灵活性的因素包括：

● 骨结构。必须在无痛的情况下训练，发生疼痛则表明有撞击。先天因素，如骨与髋臼大小不一。

● 关节囊。功能结构性的拉伸，注意区分是关节囊的粘连还是肌肉的挛缩。长期关节固定可引起关节囊灵活度下降；超过 3 周粘连就更明显；肌肉挛缩则更难恢复，其中成纤维细胞比例增加。

● 骨软骨。无特殊诊断方式，关节镜术后第二天开始 CPM 康复可预防骨软骨粘连。

● 神经。神经鞘膜与周围组织的粘连

(外)，神经与神经鞘膜之间的粘连(内)，肌肉痉挛、扳机点。①神经的创伤导致的瘢痕(手法治疗较多)。②神经炎症。③神经滑移：早期预防，神经张力的改变不大，训练时间为每次 1~2 分钟，一天 3 次。④神经牵张：后期治疗，有神经张力改变(如坐骨神经牵拉)一般做动态牵拉，有助于血液循环。一般非常严重时才采取此法，要求有牵拉感并引发症状。例如，直腿抬高，慢慢向上抬直到有牵拉感，判断是筋膜原因还是神经原因。抬头时无缓解则是肌肉筋膜问题，坐骨神经痛经典测试为 Slum Test。

● 筋膜(由于肌小节下降，发生病理性的改变，以及胶原蛋白的改变)。①处理治疗方式包括功能结构性拉伸、筋膜拉伸技术、离心训练(离心训练解决肌小节减少造成的灵活性下降，可使肌肉拉长)；②生理性筋膜之间可相互滑动；③病理性筋膜之间像黏起来拉开的口香糖；④明确是筋膜粘连则可用关节囊牵拉方法进行牵拉>4 分钟，使用刮痧板使水分推移，分离两层筋膜。

● 生物力学性：重新复位，保持中心位置(肢体)手术。

● 神经生理性(多由疼痛导致)。①降低疼痛：局部-周围-中央；②处理扳机点，提高痛阈，综合治疗消除疼痛。

(2)灵活性训练指标(与力量训练不同，

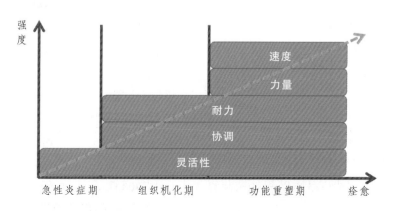

图 3-73　MTT 干预技术在软组织损伤修复中的应用。

灵活性看情况而定,比较灵活,但是需要观察第 2 天情况)。

关节活动范围内的牵拉:强调牵拉时间,多选择小强度长时间的方式来牵拉。

A 级牵拉:轻拉,刚好拉开,无张力变化,极其轻微,不需要活动到终末端,不引发疼痛。

B 级牵拉:拉伸时加大负荷,患者感到大的张力但无太大疼痛,动态加压缓解。

C 级牵拉:高负荷拉伸,一般效果不好时才尝试 C 级。

2.协调

为了达到关节的稳定,一定的姿势,以及动态运动过程中的控制而形成的传入与传出神经肌肉的协调互动。

A 阶:关节的稳定性,局部稳定肌群的激活、深感觉

关节运动分两区:①中立区,由主动稳定结构支持达到稳定;②弹性区,由被动稳定结构和主动稳定结构维持。

局部稳定肌功能不全是导致关节稳定性差的主要原因。肌肉分局部稳定肌和整体稳定肌。

B 阶:反馈控制(姿势)静态及缓慢的动态

ACL 撕裂时间:50~80 毫秒,反馈时间 120~170 毫秒。

C 阶:前馈控制快速的具有目标性的动作

前馈训练后神经系统能记住接下来的动作模式,在运动过程中保持平衡不会摔倒。

A 阶:

(1)局部稳定器测试。

原则:没有疼痛;较小的肿胀。

进程:分离训练、复合训练、功能训练、较高的重复次数、辅助工具、生物反馈和生物电刺激。

主动直腿抬高:阳性时伸展丧失>5°;伸展丧失>10°(人工关节)。

(2)深感觉训练:角度重置。

闭眼:手机 APP/激光笔测量,误差<5°才表示正常。

B 阶:

(1)静态反馈测试,单脚站立。

测试:单脚站立 30 秒。

评判:睁眼>30 秒,闭眼>15 秒。

(2)静态反馈测试功能前屈。

评判标准见表 3-1。

表 3-1　静态反馈测试评判标准

达到的距离	摔倒风险
0cm	8 倍
0~15cm	4 倍
15~20cm	2 倍
>25cm	正常

(3)动态反馈测试

动作要求:缓慢平滑,保持点在线上,摆动足完全不参与支撑整个过程,不可靠爆发力来完成动作。所有测试先从健侧开始,后测试患侧。间歇时间稍长,避免支撑腿疲劳影响测量值。

开始位置,大踇趾在零刻度处。双手叉腰动作,摆动足尽量远离支撑足。

评价:双侧对比小于 5%。

综合得分:>95%(3 个方向摆动足所达到的距离的总和除以 3 倍单腿长度)。

(4)反馈训练,构建站立基础。

支撑面的影响因素:视觉、前庭、认知和感觉。

C 阶:

(1)LESS 前馈测试,通过矢状面和冠状面观察。

30cm 台阶往下跳,落地随即再跳一次,跳至身高一半距离,前足触地方式,着地屈膝>30°,屈髋>屈膝。

动作要求:无膝内扣、无膝内翻、无侧倾、落地足双侧对称、足不旋转。

计分方式:出现错误记 1 分,不出记 0 分,共 10 项,10 分。

(2)治疗前馈,着陆质量

冠状面:睁眼、闭眼、单双脚左右跳。

矢状面:睁眼、闭眼、前后跳。

水平面:睁眼、闭眼、旋转跳。

具体介绍见表 3-2。

表 3-2　前馈影响因素

矢状面	冠状面	水平面	影响因素
双脚跳	双脚跳	双脚跳	视觉系统
单脚着地	单脚着地	单脚着地	前庭系统
单脚跳	单脚跳	单脚跳	感觉运动
连续跳	连续跳	连续跳	认知系统

(3)前馈测试,单双脚跳。

双脚跳(远度):

男:身高的 90%~100%。

女:身高的 80%~90%。

单脚跳(远度):

男:身高的 80%~90%。

女:身高的 70%~80%。

双侧对比差别在 10%~20%(双侧差异帮助患者了解自身的状态和差距,判断是否可返回运动场)。

动作要求:每个测试做 3 次,选其中最大值。单脚落地后要稳定站立 3 秒,落地后足不能移动,双手不离开髂嵴才算成功。

3.力量训练

MTT 力量训练是主要的软组织功能恢复训练环节。包括肌耐力(代谢);肌肥大(形态);肌协调(神经系统)训练。

A 阶:肌耐力(在有限的时间内产生尽可能大的刺激总量的能力)。

• 无氧方式糖原可支持糖酵解:50~80 秒有氧方式可支持 90 分钟。

• 强度:60%,15~20 次。

• 间歇:0.5~1 分钟(有训练经历者);>1 分钟(无训练经历者)。

• 组数:3~4 组(若无训练经历的患者可从 1 组开始训练)。

• 频率(周):2~3 次(超量恢复原则)。

• 节奏:2-0-2(屈曲 2 秒,不停顿,伸展 2 秒)。

• 恢复周期:4 周。

☆**最大力量**:神经肌肉系统通过自主收缩可以产生的最大力量。静态,2~6 秒内发出;动态,一次可重复的负荷。

B 阶:肌肥大

导致肌肥大的两个应力训练方式:机械应力和代谢应力。

(1)机械应力

使用较强的机械训练至肌纤维微损伤,而后补充蛋白质等营养,促进新的肌纤维重塑达到肌肥大效应。

• 强度:70%~75%,8~12 次。

• 间歇:2~3 分钟;<1 分钟(代谢应力)。

• 组数:5 次。

• 频率(周):2~3 次。

• 节奏:1-0-1;3-0-1(机械应力)。

• 周期:10~12 周。

(2)代谢应力

训练后在乳酸未完全清除情况下就进行下一组训练可达到肌肥大效应。例如,阻断式肌肉训练就是比较流行的代谢性应力训练方式之一。

阻断式肌肉训练(肌横截面积变化可通过核磁观察验证,一般 6 周有变化,肉眼可见的变化一般需 10~12 周)。

通过阻断带对肢体近端施加压力,稍微减少静脉血流,从而防止乳酸快速扩散流失,人为改变局部代谢应力而至肌肥大。

- 压力:180~220mmHg。
- 强度:30%~40%最大力量。
- 组数:3~5 组。
- 频率(周):2~3 次。
- 周期:6~12 周。

C 阶:肌肉内神经与肌纤维协调能力

指肌纤维的募集能力:肌肉内协调性训练不会使肌肉增加,肌纤维增粗,可刺激神经系统对肌纤维的募集能力。

- 强度:90%~100%最大力量,1~3 次。
- 间歇:5 分钟。
- 节奏:爆发性节奏。
- 频率(周):2~3 次。
- 周期:6~8 周。

D 阶:快速力量

一种在较短的时间内最大限度动员力量的能力,向心加速完成。

- 强度:30%~60%最大力量;1~6 次。
- 间歇:1~3 分钟。
- 组数:1~5 组。
- 频率(周):2~3 次。
- 节奏:快速。
- 周期:4 周。

E 阶:反应力量

快速力量的效果,肌肉在由离心式拉长到向心式收缩时,利用弹性能量在肌肉中的储存与再释放,以及神经反射性调节所爆发出的力量,离心和向心阶段都加速完成。

- 强度:100%最大力量,10~12 次。
- 间歇:10 分钟。
- 组数:3~5 组。
- 频率(周):2~3 次。
- 节奏:爆发节奏。
- 周期:4 周。

4.耐力

耐力与肌耐力不同,肌耐力是无氧训练,主要针对肌肉耐久的力量。这里的耐力是指为受损区域提供较多的供氧,使之能更好地恢复功能。

A 阶:局部有氧耐力,在康复早期进行,无明显心率变化。

B I 阶:整体有氧耐力训练。最大表现为 HR 有明显上升,心肺功能提高。负荷强度为中低,头部微出汗,稍喘息,心率增加到 60% 最大心率以上。

MTT 耐力训练等级指标见表 3-3。

B II-B III 阶:基础耐力,适合比较有运动经历的运动员,强度较大,从有氧与无氧结合状态逐步接近无氧运动状态。

(四)MTT 与推拿相关讨论

MTT 主要是以运动作为干预手段的康复体系,与推拿技术,特别是功法的应用有交集之处,可以相互借鉴,主要体现在以下几个方面。

1.MTT 与推拿功法规范化

推拿功法源自传统气功导引的动作,需要用现代生物力学和运动学的方法去研究,进行分析并使之规范化。规范化一直是中医现代化的难点之一。

对于推拿功法规范化最大的难点就是难免有流派之间、不同版本之间的差异,使

表 3-3 MTT 耐力训练等级指标

	A	B Ⅰ	B Ⅱ	B Ⅲ
次数或时间	40~50 次	20~30 分钟	20 分钟至 1 小时	20 分钟至 1 小时
组数	3-4	——	——	——
节奏	1-0-1,2-0-2	可变	可变	可变
间歇	1 分钟	不需要	根据强度调整	根据强度调整
频率	每天	每天	每天	每天
感受	容易	较容易	较困难	困难
	(<30%MHR)	(60%~65%MHR)	(65%~80%MHR)	(80%~95%MHR)

推拿功法的应用无所适从,推拿功法的规范化举步维艰。不同流派之间没有形成共识,就很难推动发展。例如,太极拳就有陈氏、杨氏、孙氏、武氏、吴氏等数个著名流派,还有许多分支。派系之庞大,相互差异也较大,这种现状极大地限制了太极拳的发展和推广。之前第二节介绍的推拿功法多来自规划教材,相对比较规范,但并不一定是所有人公认的"权威"[32-33]。

而 MTT 运动康复技术,大多是着眼于基于循证医学,采用相对单一训练动作,对于人体功能和症状产生影响,达到康复目标。基于这个思路,我们可以尝试打破寻求"权威"、规范化的桎梏,提炼出一些重点推拿功法的"核心动作"成分,基于康复推拿理念进行适度规范化,通过大量实验室和临床研究,逐步应用于康复临床,将有利于推拿功法价值的体现。

推拿功法的相对优势主要是基于中医文化、人群认可度较高、动作优美、有观赏性、趣味性,有利于患者坚持而不枯燥,加之动作相对比较丰富,所以相对于现代运动康复技术而言也是有其可取之处的[34-36]。

2.MTT 与推拿功法机制研究

近年来已有研究者开始对常用功法进行分析研究。目前功法研究主要集中在对疾病和生活状态整体的防治疗效观察,而对机制的分析较少,且大多以整体功法为研究对象,暂无细分运动动作成分进行生物力学和运动学等相关分析。以八段锦的相关研究为例,有研究者通过对中老年健身气功·八段锦练习者 75 天练习前后身体形态和生理功能各项指标变化的研究,认为练习健身气功·八段锦能明显提高中老年人上肢和下肢力量素质、明显改善呼吸系统功能、提高中老年人关节灵活性、平衡能力和神经系统灵活性。相关的类似研究很多,但相对都比较笼统,缺乏针对性研究[37-45]。

MTT 运动康复技术体系大多源自对于动作运动学机制的研究,以研究的成果作为干预的方式引入的依据,而推拿功法是源自古代的养生锻炼的经验积累。所以相对来说,两者发展起点不同。机制研究是推拿功法比较欠缺的一个方面。因此在康复推拿理念下,推拿功法必然要经历一个淬炼提高的过程,即"梳理—分析—提炼—机制研究—再提炼—应用"的一个过程。例如,已经开始有研究者将五禽戏中的动作分解进行研究。通过颈五禽戏中猿戏–猿提中的相关动作应用于颈型颈椎病患者,并进行了相应的生物力学分析,发现猿提的"耸肩缩脖""左顾右盼"等动作对于患者颈部肌肉力量的增强、提高颈椎活动度,以及疼痛症状的缓解具有不同程度的作用。对于传统功法核心动作成分的作用机制分析研究将是推拿功法研究的重点方向之一[46]。

3.MTT 与推拿功法应用策略

MTT 框架基于对于软组织损伤病理机制的发生发展机制。不同方面的技术在应用时,有相对比较严格的应用条件,即在损伤、疼痛不同时期采用不同种类及不同级别的运动干预。在功法研究进行中,特别是在对比了推拿功法相关动作与 MTT 在力量、灵活性、协调(稳定性)及耐力等的相关性之后,可以尝试在 MTT 框架应用时,使用相关的推拿功法动作成分加入或进行替换,逐步形成康复推拿运动康复干预策略。

4.推拿手法在 MTT 体系中的应用

MTT 体系以主动运动的训练为主,但是在急性炎症期,特别是初级阶段,则以疼痛管理和被动运动为主,灵活性训练中的扳机点处理、A 级牵拉、筋膜松解技术的应用等均体现了手法的作用。因为急性炎症期存在持续性、静息性疼痛,患者很难在无痛的情况下进行自主运动,或勉强自主运动将使得炎症化学性疼痛加剧,而不利于炎性消退,加重疼痛症状。因此应用被动运动–手法干预,成了必需要做的工作。通过前文对于按法、一指禅推法、拔伸法、推法等传统推拿手法的分析,不难得出结论:采用推拿手法干预是完全可以在 MTT 框架下进行的。目前的重点工作是,如何通过不断深入的研究进一步明确推拿手法应用机制,以符合循证医学的要求。

第 **4** 章

康复推拿临床应用

作为一门新的交叉应用医学学科，康复推拿最终要依托并落脚到实践中去。本章将讨论如何在临床实践中应用康复与推拿相结合的理念和技术。确定应用讨论范围，首先需要考虑推拿、康复两者在诊疗工作上的交集。同时，将讨论范围先尽量设置得较为狭窄，以便先做试探性地讨论，以后再逐步发展补充。再者，审慎的态度有利于将临床可见疗效的证据作为推荐依据。

推拿治疗学一般考虑从疾病的病种入手，以颈肩腰腿痛为主，涉及配合治疗内科、骨科、妇科、儿科等相关疾病；康复目前临床主要涉及急慢性损伤中和损伤后，或手术后产生的功能障碍，以疼痛为主。通过综合考虑，此章将暂不重点围绕病种展开讨论，而以功能障碍和疼痛为主的症状为切入点，讨论颈项部、肩部、腰部、膝关节等运动系统的问题。

人体的很多问题很多时候并不来源于人本身。换句话说，人体有一定的适应环境的能力。但是现代科技、社会发展飞速，人体有限的适应能力进化的速度远比不过现代科技、社会发展的速度。从这个角度来讲，康复推拿很重要的一项任务就是要使人群加速适应生活中的改变，建立适应现代生活的正确起居方式。

中医推拿治疗强调整体性，由不同种类的手法组合成一套治疗方法对患者症状进行调治。康复治疗技术则追求对软组织损伤、炎症、关节结构变化和神经功能等进行精确治疗，较为精准。本部分内容试图从结合经筋理论的功能评估入手，审视各部位功能障碍或疼痛等临床表现，从而逐步明晰诊疗思维，再推荐康复推拿干预手段模块（包括推拿、牵引、关节松动术、筋膜松解术及其融合应用），并将它们融合应用于治疗过程中，最后再推荐患者结合现代训练思维（以MTT为代表）的功法训练，以巩固效果直至完全康复。

第1节 颈项部康复推拿干预

颈项部问题在临床极为常见。病因主要包括急性损伤和慢性劳损，因车祸、撞击等导致的急性外伤，一般经由急症科、骨伤、外科进行处理。康复科和针灸推拿相关科室主要面对的是慢性劳损或颈椎病的术后患者。

欧洲民间认为颈项疼痛是自然生活不可缺少的一部分,说明其发病率较高。一般慢性劳损性颈项部问题主要与职业、姿势(包括睡姿)、起居习惯、环境等因素密切相关,部分与急性损伤或颈椎关节位置变化未得到及时治疗有关。

从职业因素来讲,以往出现颈项部问题的患者主要集中在长期伏案写作的人群,如教师、文字编辑、设计师等。但随着现代生活发生的变化,如长时间使用电脑办公休闲、长时间使用智能手机、长时间驾驶等,使得颈项部出现问题的人数逐年提高,发病年龄也明显有年轻化的趋势。

另外,提到电脑、手机和驾驶等时间过长等的问题,医师或治疗师往往会提示或要求患者减少此类习惯和生活方式。然而,这样的提示实际上并没有什么效果,因为从某种程度上讲,这都是现代信息化生活所需要的。因此,我们不妨换一个角度来看问题,可以建议患者建立良好而正确的应对方式来减少电脑、手机和驾驶等对颈项部的不良影响,而不是简单的建议禁止或减少使用,例如,向患者建议有规律的、有针对性的颈项功能训练等,可能对于患者来讲,这样做有更实际、长期、可接受的效果。

然而,对于急性损伤或颈椎关节错缝没有得到及时治疗的那一部分患者,对于其病史的追踪和现状的评估都变得至关重要,干预起来更加复杂。亦可以参考此部分讨论的内容,结合患者实际情况进行尝试性治疗。

注:因为结构和功能上的密切联系,颈项部评估与治疗往往需要将肩部复合体一并进行考虑。

一、评估与诊断

(一)静态评估

颈项部静态评估主要包括颈项部肌肉外观、颈椎生理曲度的变化等内容。

- 颈项部外形上可以观察到浅表肌肉的轮廓。以判断肌肉对于颈椎的影响等因素。这些肌肉可能涉及斜方肌、斜角肌、胸锁乳突肌、头夹肌、冈上肌等。部分患者可因长期姿势问题,颈项部出现纤维组织增厚及脂肪堆积,出现俗称的"富贵包"。

- 颈椎生理弯曲是在婴儿自主抬头活动中逐渐形成的,正常为 30°~35° 伸展位,这一角度为颈椎矢状面运动的中立位。颈椎生理曲度可以通过侧面观察进行初步评估。常见的变化有生理曲度过大、变直或反弓。

- 纵向,颈项应基本保持在正中线。可以结合在不同颈椎屈曲角度下观察和触诊的方法,判断是否存在颈椎小关节侧向、旋转移位。如出现颈项偏移,则应考虑肌肉张力的影响、颈椎侧向移位等因素。同时在患者前面、后面观上,还应注意是否伴随有颈项、头部旋转等下意识的异常姿势。

(二)关节活动度与经筋

颈椎活动由多节颈椎关节活动联动组成,一般难以出现个别关节活动。因此颈椎关节活动度以颈项部整体为观察角度。

颈椎整体可以完成三个自由度的活动,包括屈伸、侧屈、旋转,以及联动配合出现的环转、前后侧向平移的动作。

检查者需要对患者进行主动运动、被动运动活动度(ROM)的评估。出于安全考虑,一般建议先进行主动评估,再进行被动评估。在进行侧屈、旋转等评估时还需要进行双侧对比,一般双侧差异在 5°~10°,双侧差异在 10° 以上可以认为差异显著，有临床意义。同时，询问患者是否伴发疼痛。被动评估时需询问患者是否伴发疼痛的出现。

　　☆颈项活动度与经筋的关系主要体现在活动异常的部位、功能和疼痛上。

　　● 颈项后侧(屈伸)功能障碍：颈项后伸活动度异常受限或异常活动度增大，伴发颈项后部疼痛——足太阳经筋、手太阳经筋。

　　● 颈项侧面(侧屈)功能障碍：颈项侧屈活动度异常受限或异常活动度增大，伴发颈项侧面疼痛——手少阳经筋。

　　● 颈项侧前(旋转)功能障碍：颈项向同侧旋转活动度异常受限，伴发颈项侧前疼痛——手阳明经筋。

(三)疼痛

1.疼痛性质

　　疼痛是颈项部最为常见的症状。需要从以下几个方面了解颈项疼痛性质。

　　● 疼痛感受：胀痛/刺痛/跳痛/放电样疼痛。

　　● 疼痛与活动的关系：静息痛/活动时疼痛/活动后疼痛。

　　● 疼痛时间性：持续痛/阵发性疼痛/瞬间疼痛/夜间痛。

2.疼痛分级

　　一般采用视觉模拟疼痛 VAS 评分、数字评定量表 NRS、McGill 疼痛问卷来评估患者的疼痛程度。VAS 以疼痛线段长度计量，而 NRS 以患者估计数值(0~10)估量，都是用于量化患者在一定时间内疼痛程度的常用测量方法，也可以用于治疗前后对比。对于中医推拿治疗而言，一般不太注重计量，而通过与患者的充分交流来了解患者疼痛程度。例如，医师询问的"痛得很厉害吗？""是不是好点了？"，以及患者描述的"很痛""一点点"

"相当痛""好多了"等。这种沟通虽然容易被患者接受，也并没有对治疗产生影响，但不利于对治疗效果的统计。当与康复评估方法结合使用时，可以适当加入这些计量的疼痛分级方法，也是体现推拿与康复结合的一个方面。

3.痛点与穴位

　　痛点具体分为以下几种。

　　● 痛点：患者直接描述抱怨某一点疼痛，可用一根手指指出具体定位。

　　● 半隐性痛点：患者自述某一块区域疼痛，由治疗师触诊找出具体疼痛点。

　　● 隐性痛点：由治疗师在患者非疼痛区域找到的隐性疼痛点。

　　隐性痛点需要治疗师根据经验耐心找寻，也可以结合患者功能障碍循经筋所涉及的路线找寻。这些痛点在颈项部问题的表现往往与中医经络学说中的常见穴位吻合。例如：

　　● 颈项局部的风池穴、颈百劳穴、颈夹脊穴、肩中俞穴、肩外俞穴、肩井穴等。

　　● 循经远处的曲池穴、三间穴、中渚穴、后溪穴、合谷穴、外关穴等。

　　可以在治疗时根据患者症状和痛点分布部位进行手法治疗，与针灸治疗中的选穴依据类似。

(四)肌力评估

　　此项评估在诸多康复教材专著中均有提及，可以参考。但临床中治疗师使用频率相对较少(相较于 ROM)。其实，颈项部肌力评估对于治疗师了解颈项部稳定有重要意义。当怀疑患者颈项出现失稳情况时，例如，患者较瘦，有疲劳表现时，肌力评估可以使治疗师初步掌握神经肌肉状态。

(五)特殊检查

- 臂丛神经牵拉试验。
- 椎间孔挤压(叩顶)试验。

二、技术方法模块

技术方法模块中列举对于颈椎较为常用且需要进一步介绍说明的技术方法。此处需要说明的是,临床应用于颈椎问题的技术方法百家争鸣,在这里,临床应用较为普及的实用技术如牵引疗法、针灸技术等并未列出,并不代表不重要,特此说明。

(一)推拿手法

常用于颈项部治疗的推拿手法包括:

- 应用于软组织层以疏松肌筋的掌推法、捏拿法、配合颈项屈曲侧屈或牵伸预摆位的滚法或㨰法、揉法揉肩等,见图3-19。疏松经筋一般应沿着功能障碍所涉及的经筋进行。
- 应用于痛点以行气活血止痛的一指禅推法(推摩法推颈项三线)、按法(如拇指按肩井穴等)。止痛手法可应用于痛点、隐性痛点,需要耐心寻找与患者功能障碍有关的经筋上的穴位或隐性痛点。
- 应用于关节以整复错缝的屈伸法、摇法(环转摇颈法)、扳法(颈项部斜扳法、颈椎定位旋转扳法)、拔伸法等。

(二)关节松动术

由于颈椎小关节僵硬而产生的功能障碍或疼痛,可以选用以下关节松动手法:

- 俯卧位 P-A:患者俯卧位,术者采用相叠的拇指,指腹向下推动受术者棘突,力度以术者体会到颈椎之间适当滑动为宜。如果棘突疼痛则用拇指和弯曲的示指桡侧面推动患者两侧横突向下。该方法也是颈项稳

定性评估方法,当患者屈伸颈项部出现功能障碍或疼痛时一般应用此法,每次治疗一般松动 5~10 次,治疗后评估患者疼痛是否有所缓解(图 4-1)。

- 侧向颈椎松动:患者侧卧,术者采用示指掌指关节桡侧推动患者疼痛处颈椎横突侧面向下,侧向松动患者颈椎。当患者侧屈颈项部出现疼痛时一般应用此法,每次治疗一般松动 5~10 次,治疗后评估患者疼痛是否有所缓解(图 4-2)。

- 生理关节面松动:患者坐位,坐在一个靠背椅上,用椅背固定住躯干。术者站立于受术者侧后方,用手臂固定患者前额,用手掌抱住其枕后,稍适向上牵引患者头部,同时将小指留于治疗节段上和节段棘突上。采用另外一手大鱼际抵住该小指侧下方,用朝向患者眼球方向的力量推小指的侧下方,

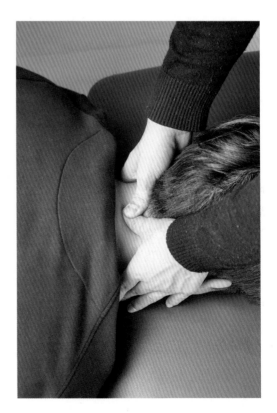

图 4-1 颈项部俯卧位 P-A。

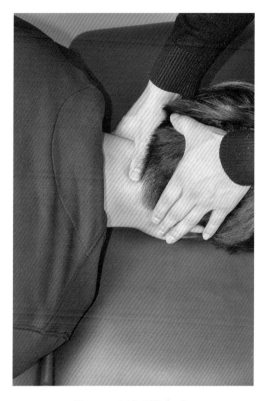

图 4-2　侧向颈椎松动。

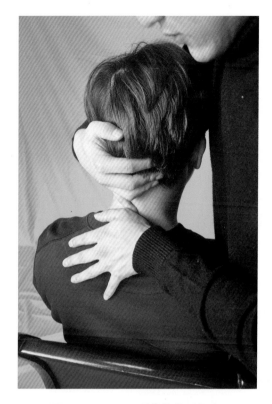

图 4-3　Mulligan 颈椎关节面松动。

以滑动关节。当患者屈伸颈项部出现疼痛时一般应用此法，一般每次操作 6~10 次，治疗后评估患者疼痛是否有所缓解（图 4-3）。

● 动态关节面松动：患者取坐位，坐在一个靠背椅上，用椅背固定住身体躯干。术者站立于受术者侧后方，用一手拇指固定疼痛节段横突或上关节突。另一手示、中指或拇指向关节面方向施加压力以维持适当的滑动，嘱患者缓慢重复有症状的运动（一般为旋转），最后一次给予加压。当患者颈项部旋转出现疼痛或受限时一般应用此法，一般每次操作 6~10 次，治疗后评估患者疼痛是否有所缓解（图 4-4）。

(三)PNF 易化牵伸术

PNF 易化牵伸术在颈项部的应用主要涉及与颈项侧屈、旋转、屈伸功能障碍相关的斜方肌上部、肩胛提肌、斜角肌等。主要用

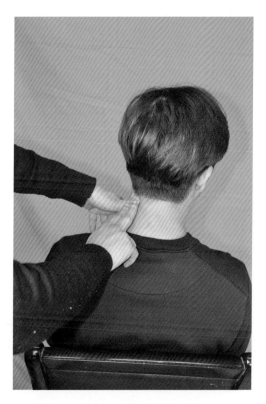

图 4-4　Mulligan 颈椎动态关节面松动。

以缓解因这些肌肉痉挛而产生的活动受限。

● 斜方肌上部牵伸：受术者一般取坐位（或仰卧位），术者于其身后用一手前臂压住患侧肩峰部，另一手轻抚头侧。①嘱受术者深呼吸，在其呼气时，引导受术者自主将头向健侧侧屈。屈至稍有牵伸感觉即可，并固定于此角度20~30秒。②嘱受术者深呼吸，在其呼气时，引导受术者自主将头缓缓低下，至稍有牵伸感觉即可，并固定于此角度20~30秒。③再嘱受术者深呼吸，在其呼气时，引导受术者自主将头向患侧方向旋转，至稍有牵伸感觉即可，并固定于此角度20~30秒。④最后术者将手置于受术者下颌及枕后，令受术者适度用力将头反向旋转与术者手相对抗6秒。此操作可重复2~3次。注意牵伸时，动作均需受术者自主完成，术者只给予方向上的引导和指令，不能用力牵伸，以免出现伤害（图4-5）。

● 肩胛提肌牵伸：受术者一般取坐位（或仰卧位），术者于其身后用一手前臂压住患侧肩峰部，另一手轻抚头侧。操作步骤与斜方肌上部牵伸基本相同，只是在第③步时，受术者自主将头向健侧方向旋转，而不是患侧方向。因此受术者在第③步时将感觉到牵伸部位变到了颈后部。

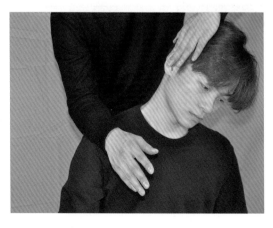

图4-5　斜方肌上部牵伸。

● 斜角肌牵伸：受术者一般取坐位（或仰卧位），术者于其身后用一手前臂压住患侧颈项根部第一、二肋骨处，另一手轻抚头侧。嘱受术者深呼吸，在其呼气时，引导受术者自主将头向健侧侧屈。屈至稍有牵伸感觉即可，并固定于此角度20~30秒。术者用手轻抚受术者头侧，嘱受术者适度用力将头反向运动（与侧屈方向相反），与术者手相对抗6秒。此操作可重复2~3次。

（四）筋膜松解

筋膜松解技术应用于颈项部，灵活多变、方式较多，在此介绍临床相对比较常用的"仰卧位支撑-直接或间接手法"操作。

患者取仰卧位，治疗师坐在床头侧。治疗师双手掌面朝上，置于患者功能障碍节段的关节突下面，上抬患者颈后部组织，力度控制在仅按压皮肤及皮下浅筋膜部，并保证双手不在患者皮肤上滑动。治疗师监测颈项上下运动、左右旋转及扭转活动时是否出现松-紧对称或不对称的关系。在确定存在松-紧不对称后，治疗师还应在松紧障碍处施以直接或间接手法。力度保持在非常轻柔到中等强度范围，施力应保持20~60秒，或触诊到软组织松解。治疗师也可以继续操作，进一步松解组织，直到再没有松解产生。深吸气或其他有利于松解的方法有助于该操作的实施。

（五）神经松动术

神经松动术是根据神经组织的结构机械性质，对于神经系统关系密切的神经肌肉和关节等组织先做详细检查，分析神经对病症的关联性之后，针对特定的神经组织，施以特定方向和特殊力度的伸展和放松手法来增加神经系统的活动度，并促进血液进入神经组织，以减轻疼痛及促进组织复原。对于颈项部问题主要在椎间孔狭窄处、斜角肌处，以及肩部存在臂丛神经受压出现上肢放射样疼痛时，可以采用神经松动技术，包括对于正中神经、尺神经、桡神经的松动。

• 正中神经松动术：患者仰卧，将患侧肩关节外展至出现症状或局部组织张力增加的位置，术者站在患者患侧，用一只手固定患者的拇指和其他手指，用另一侧的肘和大腿固定患者患侧上臂，腕关节背伸并确保肩关节的位置不动；前臂旋前并确保肩关节位置不动；肩关节外旋至出现症状或感觉局部组织张力增加；肘伸直到出现症状；嘱患者颈椎向对侧偏(图 4-6)。

• 尺神经松动术：治疗师一手按肩胛骨下沉固定，另一手抓手指，使指伸(无名指、小指尤为重要)、肘伸展、腕背伸、前臂旋前。肩外展 110°，逐渐屈肘，使患侧手掌面靠近耳朵(牵扯感涉及几乎整个手上肢，不过倾向于尺神经支配区域)(图 4-7)。

• 桡神经松动术：患者仰卧，术者站于患侧并将肩置于床外侧，术者用大腿将肩胛骨向下肢方向推；术者一手放于患者患侧肘关节，另一手握住腕关节将其肘伸直并牵伸，将肩关节内旋；肩外展；腕关节尺偏并掌屈，大拇指内收，颈椎向对侧偏(图 4-8)。

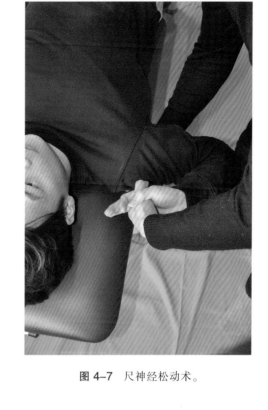

图 4-7 尺神经松动术。

(六)运动康复

1.重复性运动

患者在固定躯干的情况下，自主进行颈项各方向的运动练习，包括屈伸、侧屈、旋转、前后平移。根据患者功能障碍类型进行

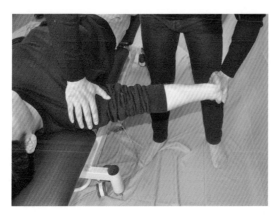

图 4-6 正中神经松动术。

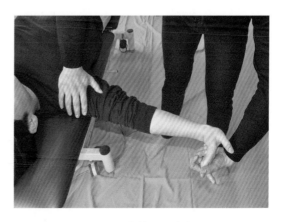

图 4-8 桡神经松动术。

训练动作的选择,每次重复动作 5~6 次。重复运动后,患者症状应有改善或中心化趋势,如无改善,或有症状加重,则不应开展重复性运动。对于第一次进行练习的患者需要有治疗师进行引导教学(图 4-9)。

2.稳定性训练

● 第一阶段:局部稳定-深感觉,包括深层颈椎肌群激活(图 4-10)、关节重置训练。

● 第二阶段:静态稳定,包括动眼运动训练(图 4-11)、颈部肌肉静态维持(图 4-12)。

● 第三阶段:动态稳定,包括无负荷、轻负荷、较重负荷下的颈项肌肉力量训练。负荷可以是重力、瑞士球、弹力带或其他阻力器具(图 4-13)。

3.推拿功法训练

推拿功法训练是对于运动康复的补充,患者可将其应用于日常锻炼,类似于组合训

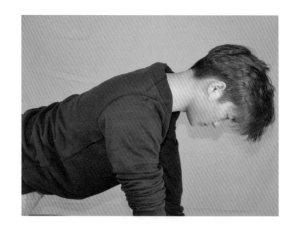

图 4-10　深层颈椎肌群激活。

练或综合训练,特总结于此,以期日后不断补充完善。

● 五禽戏——猿提、鹿抵。

● 八段锦——五劳七伤往后瞧。

● 易筋经——九鬼拔马刀、倒拽九牛尾。

● 马王堆导引术——雁飞、鹤舞。

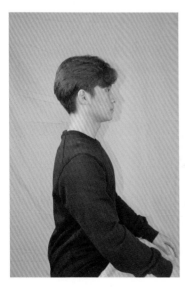
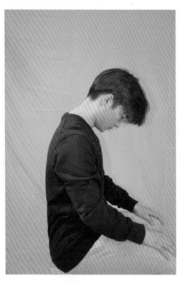
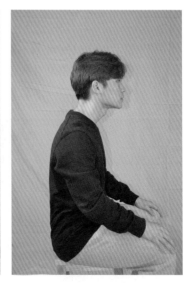

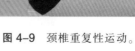

图 4-9　颈椎重复性运动。

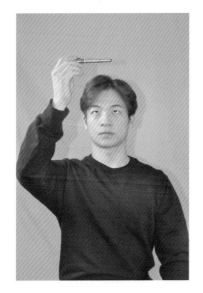
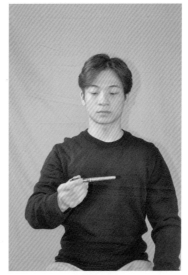

图 4-11　动眼运动训练。

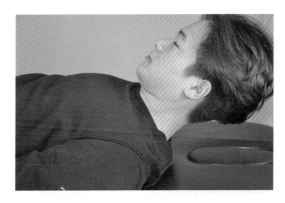

图 4-12　颈部肌肉静态维持。

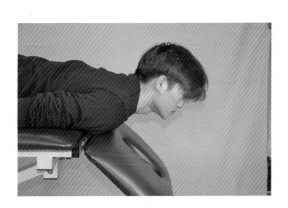
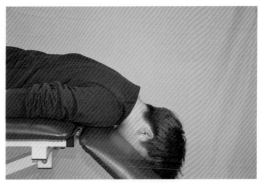

图 4-13　颈椎动态稳定训练。（待续）

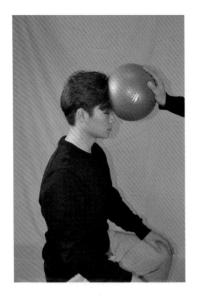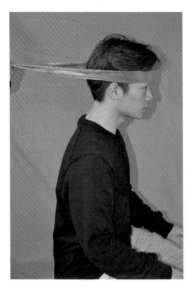

图 4-13(续)

三、干预方案路线图

此部分以路线图的形式提出供参考的临床康复推拿干预路线(图 4-14)。

☆颈项部康复推拿干预路线简图说明:

1.红旗征:类似于医学学科中提到的禁忌证,可能属于其他医学治疗领域处理范围,如急诊科、骨外科、肿瘤科等,在康复临床属于危险信号,不属于康复干预范畴,因此也不应属于康复推拿学范畴,需要用红色标注予以避免,并转诊。

• 急性创伤:不能进行头部运动,椎体很敏感;意识障碍;听力及视觉障碍。

• 系统性疾病、感染:强直性脊柱炎、急性类风湿关节炎或其他。

• 神经:脊髓压迫症状等。

• 肿瘤:之前检出过肿瘤,长时间的综合治疗无效(1 个月),夜间疼痛,改变运动方向,变化体位不能缓解疼痛,夜间盗汗,食欲降低和(或)不明原因的体重减轻。

• 病历显示之前有手术史。

• 临床症状:头晕、复视、吞咽障碍、昏厥;构音障碍-语言困难;恶心、眼球震颤。

2.评估诊断:康复推拿援引康复评估作为审视患者病情的工具方法。具体到颈项部主要涉及静态、关节活动度、疼痛症状和肌肉力量,并结合经筋功能障碍进行评估判断。临床医学中,涉及颈项部的疾病包括落枕、颈项筋伤、小关节紊乱(失稳)、颈肩综合征、各型颈椎病、颈椎间盘突出症等。相对较为复杂,特别是颈椎病就有 5~6 个分型。推拿临床上排除红旗征之后,采用康复评估的方法有助于直接干预患者问题所在,极大地简化了临床过程,符合康复推拿临床实践需要。

3.灵活性与整体性原则:鉴于颈项部症状的复杂性,强调临床个性化治疗,需要治疗师灵活运用干预手段。干预颈项部问题的治疗手段层出不穷,治疗师可以以开放的胸怀不断丰富治疗方案,如针灸疗法、肌内效贴布等的使用。同时,治疗师需要考虑颈项部与邻近部位之间的关系,特别是背部胸椎、肩及手臂等部位的关节、软组织功能障

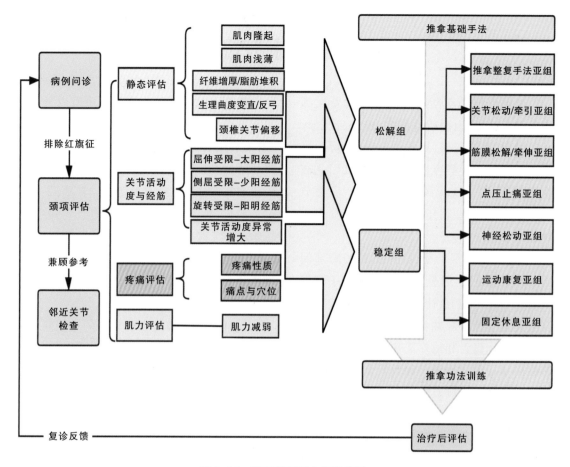

图 4-14　颈项部干预方案路线图。

碍和病理因素可能影响到颈项部的症状和功能。

4.康复与推拿融合程度:本路线图中的干预方法主体设计思路是将有利于不同亚组的康复推拿治疗手段融入推拿治疗过程中。主要步骤包括推拿基础手法、松解组/稳定组治疗干预和推拿功法训练。松解组/稳定组又细分不同亚组,由不同手法技术为主进行干预。治疗师可以根据评估判断确认的结果选择不同的亚组干预方法,组合成康复推拿治疗套路进行干预。建议干预后进行评估,疗程结束后进行系统评估。康复与推拿的融合程度主要依赖于治疗师对康复推拿的理念的深入理解和不断实践,使之融会贯通。

5.功法应用指导:推拿功法干预的标准强度动作一般应用于疼痛症状和功能障碍得到一定缓解的患者,不用于 NRS 疼痛评分大于 4 分的患者。但可以允许患者慢慢尝试在无痛范围内进行小幅度、低强度的练习。例如,五禽戏-猿提,提肩缩脖的程度及旋转颈项的幅度均可以减小进行练习。因此治疗师需对颈项部推拿功法训练有一定的经验,对其动作的原理和强度要有一定认识。

第2节　肩部康复推拿干预

肩部疼痛和功能障碍一直困扰着大部分中年人,同样也困扰着推拿、康复治疗师。由劳损和"寒湿侵袭"所致的肩凝、肩痹一直是更年期前后人群容易发生的疾病,因此被称为"五十肩",现代医学中称之为"肩关节周围炎"。该病往往还存在内分泌紊乱这一复杂因素。

然而,更糟糕的是,临床所见的肩部问题并不完全是"肩周炎"。如果仅仅是关节炎症的病理过程,不会让治疗师们困惑。因为肩周炎是一种自限性疾病,但在实际治疗中效果往往让患者和治疗医师失望,肩部出现的疼痛和功能障碍还是比较复杂的,可能出现的问题包括肩袖损伤、肌腱炎症/撕裂、滑囊炎、肩峰撞击等。

首先,从结构上来讲,"肩关节"本身就是一个被低估了的名词。正如本节标题,功能解剖专著中往往称其为"肩部关节复合体"。肩部关节复合体由胸锁关节、肩锁关节、盂肱关节、肩胛胸壁关节几个部分的功能组成,活动时还涉及胸椎与颈椎的联动关系,远比下肢的髋关节复杂。其次,肩部关节活动中起主要作用的盂肱关节的稳定性相较于同是球窝关节的髋关节要差很多。单从骨性结构来看,盂肱关节几乎不可能稳定。肱骨头就好似一个高尔夫球压在一个硬币上。虽然有关节盂略向上的倾角和关节盂唇加深关节窝,但肩关节的稳定需要依靠结构的被动机制与软组织的主动机制结合。这就与在静态与动态中肩部各个关节囊、韧带、肌腱和肌肉等的力量维持有密切关系。任何有关神经肌肉协调、关节运动学、损伤修复等各方面的原因,都可能引发肩部的功能障碍和疼痛的出现。

然而,除少数较为严重的患者以外,肩关节复合体功能障碍都有一定的自限性。如"肩关节周围炎"一般从发病到自愈需要1~2年的时间,几乎没有后遗症。但是病程过程中患者的生活,包括日常起居、学习、工作、运动锻炼、睡眠质量等各方面均会受到严重影响。传统推拿和现代康复在肩关节复合体问题上各有优势,康复推拿的意义就在于尽可能地促进患者肩关节功能修复,缓解疼痛症状,尽量缩短病程。

同样,因为结构和功能上的密切联系,肩部评估与治疗往往需要将颈项部的功能和症状一并进行考虑。

一、评估与诊断

(一)静态评估

肩部静态评估主要包括肩部肌肉外观、肩部骨性标志位置变化等内容。

- 软组织外观评估:肩关节的稳定性和灵活性基本依靠软组织的正常功能。因此,肩部肌肉丰厚的程度能在一定程度上反映肩关节的问题。评估中主要涉及的肌肉包括三角肌、斜方肌、冈上肌、冈下肌、小圆肌、肱三头肌、肱二头肌等。三角肌萎缩而产生的"方肩"畸形在肩部外展、前屈功能使用的状态下较为常见。由于斜方肌、肩胛提肌等痉挛而产生的高低肩亦可以在静态评估中被观察到。

- 骨性标志评估:在骨性标志上,对于肱骨头和肩胛骨的位置观察也至关重要。因为肩袖损伤、肌腱炎症或关节囊纤维化增厚等原因导致的肱骨头位置变化是肩关节障碍的常见因素。例如,肱骨头上移是肩峰撞击综合征的常见原因;肱骨头前移则导致"圆肩"等。另外,因前锯肌肌力较弱或胸长神经受损导致的"翼状肩胛",肩锁关节扭伤导致的"肩关节阶梯畸形"等,均应注意观察。

(二)关节活动度与经筋

肩部活动由多关节活动联动组成。治疗师需要考虑肩部各个关节在运动时的配合和协调功能,如"肱肩节律"。如果怀疑肱肩节律问题,可进行肩胛骨辅助外展测试检查。因此肩部关节活动度以肩部整体和局部为观察角度。

从整体上评估,肩部可以完成三个自由度的活动,包括屈伸、展收、旋转、环转,以及水平内收、外展,肩胛前移、回缩等动作。

局部评估指评估在整体运动动作下,评估肩部各个关节参与活动的情况。包括胸锁关节、肩锁关节、盂肱关节、肩胛胸壁关节,以及脊柱、胸椎在肩部活动时的运动模式和幅度等。

检查者需要对患者进行主动运动、被动运动活动度的评估。一般建议先进行主动评估,再进行被动评估。评估需要进行双侧对比,一般双侧差异 5°~10°,若在 10°或以上可以认为有显著差异,有临床意义。同时,询问患者是否伴发疼痛。被动评估时需询问是否伴发疼痛的出现。

☆**肩部活动度与经筋的关系主要体现在活动异常的部位、功能和疼痛上。**

● 肩部后侧功能障碍:肩部后伸活动度异常,伴肩后部疼痛——手太阳经筋、手少阴经筋。

● 肩部外侧功能障碍:肩部外展活动度异常,伴肩部外侧疼痛——手少阳经筋。

● 肩部前侧功能障碍:肩部前屈活动度受限,伴肩部前侧疼痛——手阳明经筋、手太阴经筋。

● 肩部内侧功能障碍:肩部内收活动度受限,伴肩部内侧疼痛——手厥阴经筋。

(三)疼痛

1.疼痛是肩部问题中最为常见的症状。与颈项部疼痛类似,一般从以下几个方面了解肩部疼痛性质。

● 疼痛感受:胀痛/刺痛/跳痛/放电样疼痛。

● 疼痛与活动的关系:静息痛/活动时疼痛/活动后疼痛。

● 疼痛时间性:持续痛/阵发性疼痛/瞬间疼痛/夜间痛。

2.疼痛分级:(同颈项部评估)。

3.痛点与穴位。

肩部的隐性痛点需要根据已知痛点所在的肌肉寻找,一般出现在受累肌肉的起止点或肌腹位置,但也可以结合患者功能障碍循经筋所涉及的路线找寻。这些痛点在肩部问题表现往往与中医经络学说中的常见穴位较为吻合。例如:

● 肩部局部的肩髎、臂臑、肩贞、肩髃、肩中俞穴、肩外俞穴、肩井穴、巨骨等。

● 循经远处的曲池穴、尺泽穴、三间穴、中渚穴、后溪穴、合谷穴、外关穴等。

可以在治疗时根据患者症状和痛点分布部位进行手法治疗,与针灸治疗中的选穴依据类似。

(四)肌力评估

肩部肌肉力量对于肩关节行使运动功能、维持稳定都相当重要,对于肩关节肌力评估方法的实施有重要意义。需要特别指出的是,在患者以疼痛为主要症状时,特别是较大幅度运动会引发疼痛时,治疗师往往会建议患者减少运动，结果却是预后肌力不良。因此鉴于肩部肌肉的激活和力量的重要性，肩部适度范围内的肌力训练显得十分重要。

(五)特殊检查

- 肩峰下撞击试实验。
- 肱二头肌长头腱负荷试验。
- 主动挤压试验。
- 熊抱(肩胛下肌)试验。
- 空罐试验(冈上肌)。
- 前抽屉试验。
- 肩关节不稳恐惧试验。

二、技术方法模块

(一)推拿手法

常用于肩关节治疗的推拿手法包括：

- 应用于软组织层以疏松经筋的搓揉法揉肩、捏拿法，掌推法推上肢，配合肩部各方向姿势的擦法等。疏松经筋一般应沿着功能障碍所涉及的经筋进行。
- 应用于痛点以行气活血止痛的一指禅推法、按法。在肩部出现或找到明显痛点时适宜进行点压止痛，一般可采用一指禅推法循经络推穴道与停留按法相结合的方式，循患者出现肩部功能障碍的相应经筋实施操作，可取得较好效果。
- 应用于关节以滑利关节的屈伸法、摇法、扳法、拔伸法、抖法等。其中需要解释的是：①运动关节类的手法的目的是促进患者粘连的软组织适度松解，增强本体感觉能力，需要在患者无痛范围内进行，这一点与推拿教科书要求的"在患者能忍受的范围内"不同；②抖法虽属于振动类手法，在治疗肩部问题时，采用适度牵伸配合抖法抖上肢，抖动波传递到肩部，对于肩关节有明显

松动作用。

(二)关节松动术

对于肩关节活动功能障碍，许多医师首先就会想到关节松动术。但关节松动术应用于肩关节问题至少需要考虑两个方面的问题：首先，应排除骨骼、肌腱、关节盂唇等撕裂或严重损伤或肌肉无力产生的关节活动障碍。因为鉴于肩关节独特而复杂的稳定机制，许多时候貌似僵硬的软组织是结构性严重损伤的保护机制，此时不应贸然进行关节松动；另外，关节松动术是否会引发剧烈疼痛。如果关节松动技术在实施过程中或之后，有明显的疼痛或疼痛加剧，一般会引发软组织更为严重的痉挛，则不适用关节松动术，或应该尝试在更小活动幅度范围内实施松动。

1.针对关节囊的关节松动术

对于此项技术，在将关节松动术运用到诸多关节附属运动中时，关节面的分离是极难做到的。因此由反复牵拉、劳损等导致的关节囊增厚，使得肱骨头位置去中心化的情况，采用将关节囊预拉紧后滑移关节面的方式可以有效地松解关节。

松动的强度一般分为低负荷和高负荷两种：低负荷即在拉伸开始阶段，有一定拉伸松动感即可，20~30秒/次，软组织并没有结构上的变化，治疗效应可维持15~30分钟。当适应之后逐步转入高负荷松动，即进阶阶段，有强烈拉伸松动感，接近疼痛，牵拉松动4分钟以上，患者软组织将有结构上的变化，治疗效果至少可维持3小时。

- 前侧关节囊松动技术(图4-15)

-前上部分：患者仰卧，引导患肩取内收、屈曲、外旋位，适度拉紧肩关节前上部分，用手在肱骨头位置沿盂肱关节关节面方向(向下、向后、向外)适度滑移关节。

－前中部分：患者仰卧，引导患肩取水平外展位适度拉紧肩关节囊前中部分，用手在肱骨头位置沿盂肱关节关节面方向适度滑移关节。

－前下部分：患者仰卧，引导患肩取外展、外旋、水平外展位适度拉紧肩关节囊前下部分，用手在肱骨头位置沿盂肱关节关节面方向适度滑移关节。

• 后侧关节囊松动技术（图 4-16）

－后上部分：患者仰卧，引导患肩取内收、后伸、内旋位适度拉紧肩关节囊后上部分，用手在肱骨头位置沿盂肱关节关节面方向（向下、向后、向外）适度滑移关节。

－后中部分：患者仰卧，引导患肩取水平内收位适度拉紧肩关节囊后中部分，用手在肱骨头位置沿盂肱关节关节面方向适度滑移关节。

－后下部分：患者仰卧，引导患肩取外

展、内旋、水平内收位，适度拉紧肩关节囊后下部分，用手在肱骨头位置沿盂肱关节关节面方向适度滑移关节。

2.Mulligan 动态关节松动术

Mulligan 关节松动术体系将患者主动运动与关节面方向上的拔伸或"分离"结合。使用关节松动带绑缚与肱骨头近端位置沿盂肱关节和肱骨方向的垂直纵向牵拉关节，并以此为基础状态，引导患者从零度开始自主进行屈伸、展收等方向的肩关节运动。运动的方向以患者障碍方向为主，并在无痛范围内进行，不可以勉强而产生疼痛。运动的同时保持关节松动带的牵拉方向与肱骨垂直。

Mulligan 动态关节松动术的优点主要体现在两个方面：一是由患者自主进行运动，能较好控制疼痛范围；二是动态的运动松动模式有利于本体感觉和肌肉记忆的逐步建

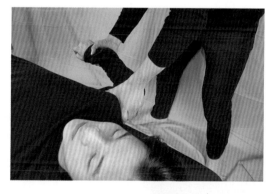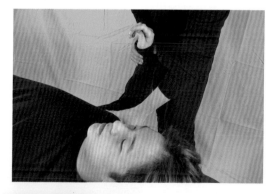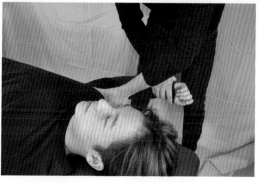

图 4-15　前侧关节囊松动技术。

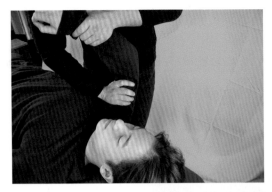
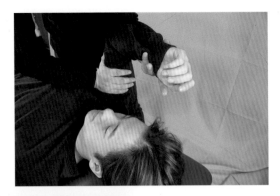
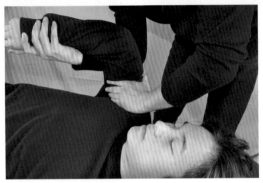

图 4-16   后侧关节囊松动技术。

立,有利于康复效果的巩固(图 4-17)。

(三)肌肉能量技术

肌肉能量技术相较于简单的牵伸术更有利于肩关节功能恢复。对于稳定性和灵活性要求都较高的肩关节复合体,肌肉能量技术采用等长收缩后防松的方式,不断缓解肌肉疼痛紧张性痉挛对于关节灵活性的影响,但不会像拉伸术一样使得肩关节稳定性受到影响。

针对患者不同肩关节运动功能障碍的方向,采取合适的体位,先把肩关节摆放到合适的位置。术者引导患者的肩关节被动运动,直至到达阻力点末端。术者指示患者轻轻地反向运动。同时患者相对于术者的力量给予一个相等的反方向作用力。维持肌肉适度的等长收缩,这种等长收缩维持 3~5 秒,然后让患者停止用力并放松。等待患者完全放松以后,术者再继续被动运动患者的肩关节,直至到达新的阻碍点,再进行重复步骤。肌肉能量技术一般重复 3~5 遍,或者直至患者肩关节达到最大限度地提高。

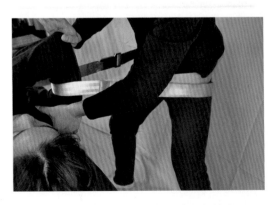

图 4-17   肩部 Mulligan 动态关节松动术。

(四)运动康复

肩部稳定性训练分为肩胛骨稳定性训练和盂肱关节稳定性训练。虽然是稳定性训练,其实是以兼顾稳定性和灵活性为目的的。

1.肩胛骨稳定性训练

肩胛骨的稳定性由局部和整体稳定性肌肉的功能维持。

- 局部稳定肌:斜方肌中下束、前锯肌。
- 整体稳定肌(原动肌):前锯肌、菱形肌、斜方肌下束、肩胛提肌。

肩胛骨稳定性训练在肩胛胸壁关节主要受前锯肌和斜方肌中下束影响,而在肩部进行活动时,肩胛骨在活动中需要前锯肌、菱形肌和斜方肌的参与。

整体稳定性需要后期逐步考虑,在患者功能障碍期,局部稳定性的肌肉主要负责控制肩胛,因此急需激活斜方肌中下束、前锯肌,为改善肩部活动功能打下基础。

－前锯肌

功能:前移;抬高(外展/屈曲);下沉。

前锯肌的功能与肩胛骨互相影响,当前锯肌不能持续激活时,肩胛骨的位置会发生改变。同时由于不良姿势造成肩胛骨长时间不能处于正确的位置上,会使前锯肌的功能发生紊乱。肩关节进行外展或屈曲时,肩胛会出现抬高,这时需要前锯肌的参与,同时也需要斜方肌中下束紧紧地拉住肩胛骨,使其紧贴胸壁。如果前锯肌力量不足,肩胛骨稳定性不好,容易出现肩胛骨上回旋,盂肱关节会出现代偿。对于患者来说,前锯肌的活性长期以来都是不够的,因为很少被激活,运动神经会受到限制。因此,前锯肌的训练很重要。

前锯肌的训练/测试方法:将按摩床升至与肩水平相当,患者将手臂放在床沿呈 90°

屈曲位,保持躯干不动,手臂肘关节不弯曲,然后主动将肩带前移,做肩胛骨前突运动,一般 12~20 次每组,每天 3~5 组,或感觉肩部稍有疲劳感为度(图 4–18)。

－斜方肌下束

功能:肩关节外展时通过使肩胛骨紧贴胸壁来稳定肩胛骨的旋转轴;后缩;下沉。

斜方肌的下束对于肩关节的稳定性也是很重要的,主要是使肩关节做下回旋的动作。前锯肌主要是做肩胛骨的离心运动,斜方肌下束主要是做肩胛骨的向心运动。肩关节外展时,前锯肌离心收缩,斜方肌下束向心收缩。斜方肌功能障碍会导致肩关节其他肌肉代偿。

斜方肌中下束的锻炼/测试方法:将按摩床升至与肩水平相当,患者将手臂放在床沿呈 70°水平外展的位置,保持躯干不动,手臂肘关节不弯曲,肩胛骨沿着图中的箭头方向

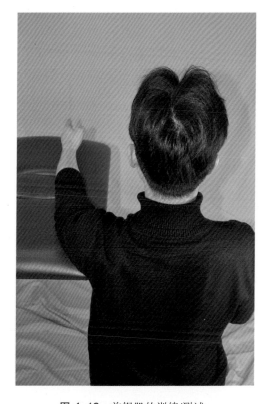

图 4–18　前锯肌的训练/测试。

(肩胛平面方向)内收。一般 12~20 次/组,每天 3~5 组,感觉肩部稍有疲劳感为度(图4-19)。

2.盂肱关节稳定性训练

- 局部稳定:肩袖肌群、三角肌。
- 影响灵活性的整体稳定肌:肩胛提肌、肩袖肌群、三角肌、背阔肌、胸大肌。

盂肱关节进行单关节活动时,需要肩袖各肌肉的参与来维持稳定性,而在肩部进行各方向的整体活动需要有肩胛提肌、肩袖肌群、三角肌、背阔肌和胸大肌的共同参与以维持稳定。

肩部稳定性训练常用于运动员人群,特别是投掷类运动员,前方关节囊松弛是常见的,为了获取更大的关节活动范围导致的肩关节囊前方松弛,这类人群查出肩关节前方不稳需要注意,同时需要观察核心是否稳定,且下肢轴线的生物力学是否正常排列,以免造成肩关节的过度使用。

盂肱关节的稳定结构包括:

- 被动稳定结构

关节囊和后侧腋下关节囊、肱盂关节韧带、肱二头肌长头肌腱。

肱二头肌长头腱,主要是固定肘关节。有研究发现,切断肱二头肌长头腱对肩关节稳定性的影响很小。

- 主动稳定结构

－肩袖肌群:冈上肌、冈下肌、小圆肌、肩胛下肌。肩袖出现问题时无法将肱骨头稳定在中心的位置,冈上肌是最容易损伤的肩袖肌肉,冈上肌出现问题有一个明显的疼痛弧,老年人出现这个问题有可能是因为肌肉的劳损或退化。冈下肌相对于冈上肌来说要强壮,像一个手包绕着关节,它的功能异常的话外展过肩这个动作就会过度。小圆肌损伤通常伴随着冈下肌受损。

－冈上肌:肩袖活动时冈上肌并不是最先激活的肌肉,通常认为它是肩外展活动的最先激活的肌肉是错误的。EMG 测试结果显示肩袖肌群其实都参与了这个启动过程,因为它要起到一个稳定的作用,先稳定再启动。

－冈下肌:在肩内收活动中呈现较大的力量和较高的活动性。

－小圆肌:在肩外展>60°时呈现较大的力量和较高的活动性。内收伴随内旋动作表现出的活性最高。在肩峰撞击综合征治疗过程中,针对小圆肌肌力的训练可以帮助下拉肱骨头,对于扩大肩峰下空间有积极意义。

－肩胛下肌:属于内旋肌群,最强壮的是肩下沉的肌肉。在肩内收活动中呈现较高的力量水平。

在肩峰撞击征中不仅仅要训练外旋肌群,内旋肌群同样也要训练。都可以加强肩

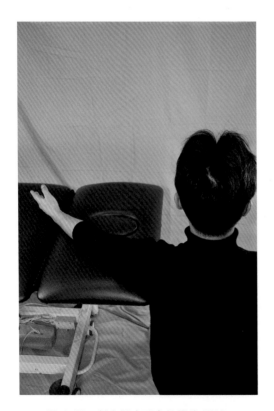

图 4-19　斜方肌中下束的锻炼/测试。

关节的稳定性。

3.肩部稳定性训练要点

- 肩部运动康复训练以稳定性兼顾灵活性为目标。
- 无痛原则。当训练出现疼痛,则表明有伤害性因素存在。运动康复应以无痛范围为训练空间。
- 先做开链运动练习,后闭链运动练习;先减重(水中或辅助训练)再到自身自重为负重,逐步进入负重训练。
- 配合本体感觉促进训练以加强稳定性控制能力,如深感觉训练:关节重置、肩部控制训练等。

4.推拿功法训练

针对肩部的推拿功法训练相对比较多,可以说凡是涉及有上肢运动的动作均可提供给患者进行日常锻炼使用,类似于组合训练或综合训练。以下为常用功法:

- 八段锦——两手托天理三焦、左右开弓似射雕。
- 五禽戏——虎戏-虎举、猿戏-猿提猿摘、鸟戏-鸟飞。
- 易筋经—九鬼拔马刀、出爪亮翅、饿虎扑食(力量训练)。
- 马王堆导引术—挽弓、引背、雁飞、鹤舞、仰呼等。
- 太极拳——云手、白鹤亮翅等。

三、干预方案路线图

此部分以路线图的形式提出供参考的临床康复推拿干预路线简图(4-20)。

☆肩关节康复推拿干预路线简图说明:

1.红旗征

- 急性创伤:各种骨折,肌腱韧带或关节盂唇、关节囊撕裂伤,不能进行肩部运动。

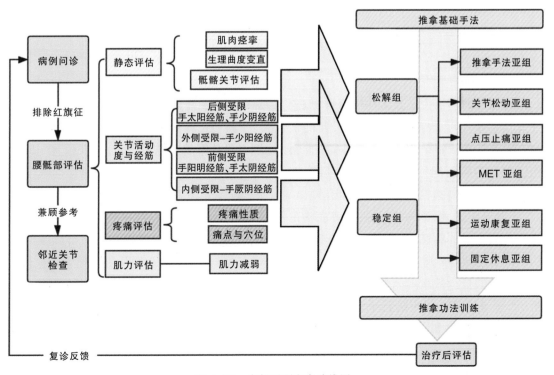

图 4-20 肩部干预方案路线图。

- 疼痛剧烈,意识障碍。
- 肩关节脱位、半脱位。
- 之前有急性手术史。

2.评估诊断:肩部评估重点兼顾稳定性与灵活性评估,明确稳定性是灵活性的基础。评估主要涉及静态、关节活动度、疼痛症状和肌肉力量,并结合经筋功能障碍进行评估判断。临床医学中,涉及肩部的疾病包括肩周炎、肩部筋伤、肩袖损伤、肩峰下滑囊炎、肩峰撞击综合征、颈肩综合征等。相对较为复杂,特别是肩周炎病理、生理较为复杂。

3.灵活性与整体性原则:鉴于肩部症状涉及的肌肉、关节不同部分的复杂性,本方案强调临床个性化治疗。对于肩部问题,中西医干预方法很多,有些可以推荐,如针灸疗法、火罐疗法、肌内效贴布等的使用。如非必要,不建议使用激素类药物和手术方法介入治疗。

同时,在整体上,治疗师需要考虑肩部与颈项及手臂等部位的关节、软组织功能障碍和病理因素之间的关系。

4.康复与推拿融合程度:本路线图中的干预方法主体设计思路是将有利于不同亚组的康复推拿治疗手段融入肩部推拿治疗过程中。主要包括推拿基础手法、松解组/稳定组治疗干预和推拿功法训练。松解组/稳定组又细分不同亚组,由不同手法技术进行干预。治疗师可以根据评估的结果选择不同的亚组干预方法,组合成康复推拿治疗方案进行干预。目前,针对肩部的康复治疗可能更多需要患者的配合,包括日常活动的保护和功能训练的坚持。

同样,康复与推拿的融合程度主要依赖于治疗师对康复推拿的理念的深入理解和不断实践。

5.功法应用指导:推拿功法干预的标准强度动作一般应用于疼痛症状和功能障碍得到一定缓解的患者,不用于 NRS 疼痛评分大于 4 分的患者。但可以允许患者慢慢尝试在无痛范围内进行小幅度、低强度的练习。

第3节　腰骶部康复推拿干预

腰骶部的疼痛大多数人都经历过,但急性发作的腰痛可能超出一般人对腰痛的认知。腰痛的病因主要包括慢性劳损和急性扭伤,涉及的疾病病种可以包括慢性腰肌劳损、急性腰扭伤、腰椎间盘突出(膨出、脱出)症、腰骶筋膜炎、骶髂关节炎等,主要症状是这些疾病引发的腰骶部疼痛,以及因疼痛而引发的活动功能障碍。

虽然有极少数患者因腰椎间盘脱出、骨折、严重滑脱等不得不进行手术治疗,但康复科和针灸推拿相关科室面对腰骶痛患者采用的保守治疗干预方法越来越受到重视,因为从长期生活质量来看,手术治疗对于大部分腰痛患者而言没有必要。

腰骶部疼痛症状的发病率与颈部一样,不但发病率越来越高,而且越来越有年轻化的趋势。一般慢性劳损性腰骶部问题与职业、姿势(包括睡姿、床具)、坐姿、起居习惯、环境等因素密切相关,部分因为急性腰扭伤导致的腰椎关节位置变化没有得到及时治疗有关。随着现代生活从工业化到信息化发展,久坐、长时间驾驶成了腰痛的最常见病因。因此难怪有人调侃:“站着说话不腰疼”。一般认为,看似舒服的坐位对于臀部肌肉的抑制导致腰部肌肉受累,另外坐软沙发、睡软床使得腰椎在仰卧时生理曲度消失或反弓、翻身时扭转受力，都是引发腰骶痛的主要原因。

腰骶部病理变化可能出现在不同层次。腰椎间盘、腰部骨质增生压迫神经根；腰部小关节错缝、腰骶关节磨损出现的炎症；腰骶筋膜炎；腰部肌肉扭挫伤、慢性劳损伤等是常见的病理因素。这就要求治疗师能对腰骶部疼痛的具体问题进行具体分析，来指导治疗干预。

因为腰骶部结构使得大部分人群腰骶部相对稳定，因此对于腰骶部的康复推拿干预治疗偏向使用松解松动技术，缓解大部分病例因腰椎、关节、腰部肌肉由于压力过大产生的疼痛症状。另外，运动康复功能训练是治疗方案中的重要部分，在腰骶部保健和巩固治疗过程中意义重大。现代康复中"核心肌群"的概念可以很好地解释这一点。腰骶部训练中包含主要应对因疼痛而产生的肌肉痉挛和因受到抑制而弱化的肌肉无力相关运动康复技术。

一、评估与诊断

(一)静态评估

腰骶部相关的静态评估除了腰部和骶部以外，还涉及臀部和腹部的形态评估。

腰部静态评估：基于腰椎生理曲度对于人体各项活动功能的重要性，维持正常的腰椎生理曲度是腰部的重要评估指标。检查者可在患者端坐位、站立位、俯卧位及仰卧位（硬板床面）下观察是否存在腰椎生理曲度变直或过度。通常可能会认为前凸过大引起腰背痛，其实只有当前凸夹角超过 75°时，才可能引起腰痛，生理曲度变小更容易引起腰痛。观察包含腰椎在内的脊柱是否存在侧弯现象。并观察腰椎两侧肌肉外形，是否存在

两侧丰厚程度不对称，这将有助于分析脊柱异常姿态产生的原因。

骶部静态评估：主要观察骶髂关节处是否存在与症状相关的外形变化或不对称的表现。L5/S1 椎间盘退行性变或腰椎假性滑脱患者常可见到腰骶结合部凹陷明显。

臀部静态评估：主要考虑因久坐而产生的腰痛常与臀肌受到抑制有关，因此，臀大肌、臀中肌的观察评估可以给治疗师第一印象。

腹部评估：腰腹一后一前，腹部肌肉或肥胖程度对腰部行使正常功能有极大影响。

另外，需要观察患者是否存在明显的避痛姿势，以及长期的邻近部位，如胸腰结合部、髋关节等处的疼痛是否导致腰骶部体态的改变。

(二)关节活动度与经筋

腰椎不同方向的活动度的检查：后伸→前屈→侧屈，在前屈时还可以加一个颈部的屈和伸检查，判断神经的张力是否影响到活动度。在活动度检查时主要关注活动度，以及是否产生疼痛。如果没有产生疼痛，可以进阶做加强版来激发典型性疼痛。

- 后伸：治疗师一手放在后背，一手放在前胸，指引方向是患者进行单纯的后伸运动，治疗师不用力。尽量做到测量前屈与后伸的数值。

- 前屈：治疗师引导患者向前体前屈。屈曲位下可以让患者抬起头，观察是否有神经的压迫，通过观察动作幅度的变化判断神经张力对疼痛的影响。

要观察在屈曲位或者伸展位下的疼痛情况，出现疼痛及时停止，不要继续进行测试。观察疼痛出现的位置及程度。

- 站立位侧屈：做一次，左/右。测试过程应该完全在冠状面上完成，骨盆一定不能旋

转。双脚打开距离稍微大于双肩。治疗师的手只起到指引方向的作用,不加力。

• 重复性动作测试:在出现疼痛的方向上进行重复性的动作,挤压痛点。急性症状(VAS 评分>5 分)的患者约进行 5 次,非急性症状(VAS 评分<5 分)的患者重复约进行 10 次(也可以尝试更多次)。如果重复性动作之后中心化,疼痛缓解或关节活动度改善,那么可分至运动导向组(分组见干预方案),继续进行重复性动作。对于急躁的患者,不必继续测试。对于非急躁的患者,有需要可以进行进一步的测试。当有一点缓解但效果不明显时可进阶做加强版(疼痛有偏向哪一侧,就在那一侧做重复性挤压)。如果重复性动作之后疼痛加重(或放射),出现周围化,那就要做神经性的检查。如果无改变,未激发疼痛,需要做附加测试,即三维运动动作(耦合动作,伸反屈正;闭合动作,伸正屈反)。按顺序摆体位,做偶联动作和组合动作。屈髋 70°左右,被检测者完全放松,检测时要活动到关节末端,可稍微施加阻力。

☆腰骶活动度与经筋的关系主要体现在腰部疼痛症状和下肢异常感觉出现的部位上。

• 腰骶部屈伸活动度异常为主,和(或)有疼痛症状,连及臀部及下肢后侧疼痛或异常感觉——足太阳经筋。

• 腰骶部侧屈活动度异常为主和(或)有疼痛症状,连及臀部髋部及下肢外侧疼痛或异常感觉——足少阳经筋。

• 腰骶部疼痛和(或)有疼痛症状,连及髋部及下肢前外侧疼痛或异常感觉——足阳明经筋。

(三)疼痛

1. 疼痛是腰骶部问题中最为常见的症状。一般从以下几个方面了解腰骶部疼痛性质。

• 疼痛感受:腰部局部以胀痛、隐痛为主;可同时出现下肢的放电样疼痛、麻木感等。

• 疼痛与活动的关系:静息痛/活动时疼痛/活动后疼痛,或出现某种姿势下突发嵌顿疼痛伴发活动障碍。

• 疼痛时间性:持续痛/阵发性疼痛/瞬间疼痛/夜间痛。

2.疼痛分级:同颈项部评估。

3.痛点与穴位

腰骶部问题根据患者描述,痛点容易明确。但隐性痛点需要治疗时根据经验耐心找寻,也可以结合患者功能障碍循经筋所涉及的路线找寻。这些痛点在腰骶部问题表现中往往与中医经络学说中的常见穴位吻合。例如:

• 局部的三焦俞、肾俞、气海俞、大肠俞、关元俞、腰眼、腰阳关、命门、八髎、秩边、居髎、环跳等。

• 循经远处的承扶、殷门、委中、承山、昆仑、阳陵泉、悬钟、足三里、太冲等。

可以在治疗时根据患者症状和痛点分布部位进行手法治疗,与针灸治疗中的选穴依据类似。

(四)肌力评估

正如前文提到的腰骶部大部分肌肉属于人体核心肌群,对于人体各项运动功能至关重要。因为腰部肌肉涉及密切协调配合以使人体运动核心得以稳固,所以,包括与腰骶部相联系的更大范围内的肌肉的激活与协调功能均须被考虑。涉及的肌肉很多,容易被忽视的包括臀大肌、臀中肌、腹直肌、腹内外斜肌、腹横肌、髂腰肌、梨状肌、股四头肌、腘绳肌、大腿内收肌群等。

(五)特殊检查

- 直腿抬高试验/拉塞格征(加强试验)。
- Slamp 试验。
- 跟臀试验。

二、技术方法模块

鉴于临床所见腰骶部在人体活动功能中的重要地位,且以灵活性降低、痉挛僵硬和疼痛为主要表现,康复推拿技术方法模块推荐相对较多的以松解和调整为思路的方法。

(一)推拿手法

常用于腰骶部治疗的推拿手法包括:

- 应用于软组织层以疏松肌筋的掌推法、掌或前臂揉法、搽法或前臂滚法等。疏松肌筋一般应沿着腰骶功能障碍所涉及的局部肌肉进行。应用于软组织层的手法除了有放松的作用外,还可以通过操作体会患者软组织和软组织下骨关节的状态,起到触诊的作用。

- 应用于痛点以行气活血止痛的使用拇指、叠掌、肘部实施的按法或点法、弹拨法、一指禅推法。在腰骶、下肢部出现或找到明显痛点适宜进行点压止痛。点按法操作要有一定耐心,着力于痛点时,一般操作者可以通过触觉体会患者痛点处的痉挛逐渐缓解,证明操作有效。

- 应用于关节以滑利关节的屈伸法、摇法、扳法、拔伸法、叠掌振腰法等。其中需要解释的是:①腰椎摇法、屈伸法实施过程中可以参考重复性运动的运动方向和幅度参考进行被动运动。②当有明确腰椎小关节位置变化是可根据情况采用不同的腰椎扳法操作以复位。如腰椎定位复位法、直腰旋转扳法、腰部斜扳法等。③叠掌振腰属于振动类手法,作用于腰椎棘突实施振动可以使腰椎之间的紧张度得以缓解。

(二)关节松动术

鉴于腰骶椎相对较为稳定,除骨质疏松等骨质结构不稳定的患者以外,一般针对腰骶疼痛患者均可以尝试使用关节松动术。

- 腰椎 P-A:患者俯卧位,操作者用手掌掌根按住被松动腰椎节段棘突。通过身体的重量向下进行压振,此手法可松动腰椎的关节。从身体后向前推,以松动腰椎小关节。此方法与中医推拿叠掌按法或振法类似,操作者需要控制好压振的频率和幅度。

- Mulligan 动态关节松动术:在腰椎采取动态小关节面松动术(SNAGS)松动腰椎小关节是非常有效的。患者采取坐位或站立位,在其功能活动有疼痛的方向上面进行运动。操作者在其疼痛点下节段或下腹部采用关节松动带进行固定,然后用手掌掌根固定患者疼痛处腰椎上一节段。在患者进行疼痛发生方向上的运动时,同时沿关节面运动方向斜向用力推脊柱棘突,反复6~10次。最后一次建议加大幅度以强化效果。如果进行一次治疗后,患者疼痛有明显缓解,可再重复一次,治疗后过两天再观察患者的情况。如果进行一次治疗后疼痛并没有缓解,建议调整推动的节段或方向再进行一次治疗尝试(图4-21)。

(三)肌肉能量技术

当患者的腰椎活动在不同方向上有明显受限,但疼痛并不十分严重的情况下,可采用肌肉能量技术。一般将患者姿势引导到腰椎活动受限的方向上(包括屈伸、侧屈、旋转),嘱患者自行激活肌肉,与操作者进行对抗,反向进行等长收缩3~5秒钟。之后嘱患者停止收缩肌肉并放松。当患者完全放松之后,在嘱患者呼气,同时将患者的姿势进一步向受限运动的方向拓展,延伸到新的活动

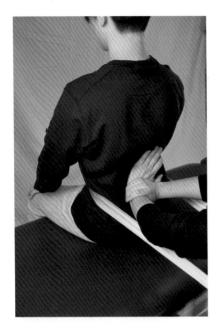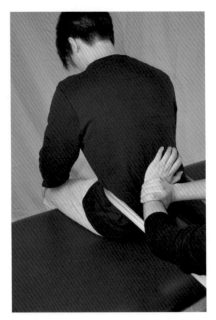

图 4-21　腰椎动态小关节面松动术。

受限处。重复这个步骤 3~5 次,或者直到功能障碍节段运动幅度到达最大范围恢复之后即可。如 L1~L5,伸展功能障碍,坐位等长收缩后放松技术(伸展、右侧弯、右旋转)。

患者取坐位,术者立于左侧,即旋转功能障碍方向的对侧。患者右手置于颈后,左手握住右肘。术者左臂从患者左臂上方或下方穿过,左手握住患者的右上臂。术者右手触及 L2、L3 棘突或棘突间隙,感受患者躯干的屈伸。然后术者右手调整患者躯干,至屈曲受限处。术者右手触及 L2、L3 横突感受侧弯和旋转。左手调整患者躯干至左侧弯受限处及左旋转受限处。嘱患者坐直身体右肩向后用力,术者左手同时加同等的阻力。患者用力的大小以能引起功能障碍节段有可触及的肌肉收缩为宜。保持等长运动 3~5 秒。然后嘱患者停止并放松。患者完全放松后,术者调整患者躯干向左侧弯,向左旋转,屈曲至新的活动受限处。重复 3~5 次或者直到功能障碍节段运动得到最大范围的恢复。最后重新评估功能障碍节段的活动来判断治疗的效果。

(四)筋膜枪松解

当局部浅层的筋膜得到一定程度上的松解后,患者疼痛症状和运动功能均可以得到一定程度的恢复。但功能活动障碍并没有得到很好的修复,因此考虑是有深层的筋膜没有得到充分松解的可能时,可以尝试采用筋膜枪对较为深层次的筋膜进行深度的松解。

根据患者体型及受力耐受程度选用 12mm 或 6mm 冲程筋膜枪,在实施推拿手法初步放松或筋膜枪整体松解后,采用脊柱松解、重点松解等的方法筋膜深度治疗:

• 脊柱松解:采用脊柱头,从存在肌紧张的节段棘突两侧开始,逐节段松解脊柱两旁关节突横突,范围可在 T3~T4 直至 L4~L5 节段之间,可重复操作 3~5 遍。

• 重点松解:使用点状头,在患者腰部、臀部肌肉丰厚处筋结点进行重点松解,每点约 1 分钟,松解后术者用手按压,感觉局部有松弛感。

(五)全周/局部松动

• 全周松动,使患者在静态或保持姿态下进行腰骶部整体松动。技术操作过程中不触发或加重典型性症状。患者侧卧,无痛侧在下,疼痛侧在上面。在脊柱侧屈、侧屈+屈曲、侧屈+屈曲+旋转,以及屈曲侧重等不同的灵活性松动体位姿势下进行,操作主要包括患者维持特定姿势下的放松或术者施加一定固定力或推力。每次操作 3~15 分钟,或者每次 5 分钟,中间间歇片刻,重复 3 次。

• 局部松动,指在牵拉或滑动的基础上进行的疼痛节段局部松动。牵拉松动,被治疗的脊柱节段应该处于与其他节段相偶联的状态下被松动。将疼痛出现的节段设定为治疗目标节段,相邻的节段通过姿势锁定的方法被保护。只治疗疼痛的一侧,将疼痛侧位于上面,通过带有旋转的牵拉松动目标节段。可配合拇指按压棘突的方式加强松动效果。滑动松动,即在滑动的基础上进行的局部松动。滑动松动应该通过侧屈动作姿势进行,通过治疗师在关节滑动过程中的助力实现。松动的节段不一定是疼痛的节段。被治疗的节段应该处于同其他节段相偶联的状态下,做好准备姿势后进行。相邻节段应该通过锁定的方法被保护,为了改善伸展活动的灵活性,患者两侧都应该被松动。

(六)运动康复

1.稳定性训练

运动康复医学将腰部的稳定性分为一级、二级稳定器。一级稳定器(局部稳定器),包括多裂肌、腹横肌、膈肌、盆底肌、腰大肌、腰方肌;二级稳定器(全周稳定器),又称之

为运动肌群,包括躯干表层肌群和胸腰筋膜。

腰骶椎稳定性训练采取阶梯康复训练方法,包括四级。

• I级(局部稳定性及和深感觉):腰椎节段性灵活运动。学习坐位、仰卧位下,自主控制多裂肌、腹直肌、腹横肌等腰腹部节段核心肌群的等张收缩,或让腰椎做矢状面内运动。

• II级(静态稳定性):腰椎固定,四肢对称/不对称运动。练习控制躯干稳定和维持正确姿势的核心肌群,在不同的运动面上得到优化和改善。

• III级(动态稳定性):腰背肌整体稳定性、旋转运动。在相关动作中学习并掌握核心肌群和其他大肌群组合性练习。

• IV级 (反应稳定性):反应功能的提升。加入躯干水平的稳定训练,运用与掌握的躯干稳定技术参与到日常生活相关行动中去。

2.麦肯基疗法

在工作、学习甚至休息时,腰椎处于屈曲位,产生姿势性紧张,长时间积累造成机械性损伤,从而发生姿势/功能不良综合征,或椎间盘移位综合征等腰痛疾患,可以采用麦肯基疗法姿势训练进行治疗。

麦肯基疗法的背腰部练习方案由 7 项练习构成,包括俯卧、俯卧伸展运动、卧式伸展运动、站立伸展运动、仰卧弯曲运动、坐式弯曲运动、站立弯曲运动。前 4 项练习都是伸展运动,后 3 项为屈曲运动。这些练习的目的在于消除疼痛,并且尽可能恢复机体正常功能。一般练习最多的是第 1、2 项,练习 4 周以后出现症状的中心化、减轻或频率降低都是疾病改善的状态,也是麦肯基疗法取得进展的表现(图 4-22)。

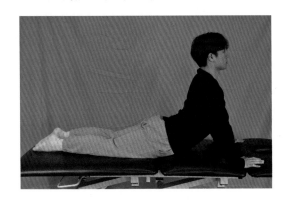

图 4-22　俯卧伸展运动。

功法中一直备受重视,即功法中一直强调的腰腿力量。以下为常用功法推荐举例:

● 八段锦——双手攀足固肾腰、背后七颠百病消。

● 五禽戏——熊戏-熊晃、鹿戏-鹿抵。

● 易筋经—掌托天门、倒拽九牛尾、饿虎扑食、青龙探爪。

● 马王堆导引术—引背、凫浴、引腹、引腰、鹤舞等。

三、干预方案路线图

3.推拿功法训练

针对腰骶部的推拿功法训练在传统的

此部分以路线图的形式提出供参考的临床康复推拿干预路线简图(图 4-23)。

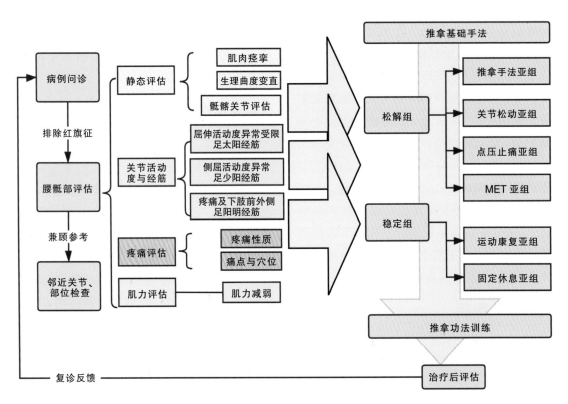

图 4-23　腰骶部干预方案路线图。

☆ 腰骶部康复推拿干预路线简图说明：

1.红旗征

● 腰痛患者伴发炎症和感染。患者存在不明原因的发热、整体不适感、夜间盗汗、夜间和休息时疼痛剧烈、之前有感染史，或者术后患者，颈部淋巴结肿大，有多处炎症存在。

● 恶性肿瘤。近期出现不明原因的体重减轻，仅出现夜间疼痛，过往有肿瘤史，首次疼痛出现的年龄>50岁或<20岁。

● 神经生理性/创伤。患者有未能解释清楚的创伤，如摔倒，存在未查明原因的头痛、头晕，多个节段运动或感觉功能丧失，上下肢同时出现明显神经症状，排便、排尿功能障碍，马尾综合征，脊髓和颅神经指征明显。

2.评估诊断：腰骶部评估重点在于明确稳定性的不足是由灵活性丧失造成的，还是疼痛的出现造成的。评估主要涉及腰骶、腹部、髋部等处的静态、关节活动度、疼痛症状和肌肉力量，结合经筋功能障碍进行评估判断。临床医学中，涉及腰骶部的疾病包括慢性腰肌劳损、急性腰扭伤、腰椎间盘突出症、假性腰椎滑脱、腰骶部筋伤、腰骶筋膜炎等。相对较为复杂，特别要考虑患者日常姿势对腰骶病理生理的影响。

3.灵活性与整体性原则：鉴于腰骶部症状的涉及的肌肉、关节不同部分的复杂性，本方案强调临床个性化治疗。方法上，干预腰骶部问题分中西医方法很多，有些可以推荐，如针灸疗法、火罐疗法、肌内效贴布等的使用。如非必要，一般仍不建议使用激素类药物和手术方法介入治疗。

同时，在整体上，康复推拿医师还需要考虑腰骶部与腹部、骶髂关节、髋关节等部位的关节、软组织功能障碍和病理因素之间的关系。

4.康复与推拿融合程度：本路线图中的干预方法主体设计思路是将有利于不同亚组的康复推拿治疗手段融入腰骶部推拿治疗过程中。主要包括推拿基础手法、松解组/稳定组治疗干预和推拿功法训练。松解组/稳定组又细分不同亚组，以松解组为主，分别采用不同干预技术为主进行治疗。目前需要重点提出的是要加强对于腰骶痛患者健康意识的宣教。在针对腰骶部的康复治疗之外，对于日常生活中对于腰骶部动静姿势的不良习惯的改正至关重要。

同样，康复与推拿的融合程度主要依赖治疗师对康复推拿的理念的深入理解和不断实践。

5.功法应用指导：患者应在治疗师的建议和监督下进行推拿功法干预。一般情况下，允许患者慢慢尝试在无痛范围内进行小幅度、低强度的练习，需要患者对正确姿势和训练动作有深入理解。

第4节　膝关节康复推拿干预

下肢关节的问题比一般人想象的要复杂、严重。中医往往笼统地称其为"风湿"，现代医学则分得更细更具体。根据病因不同一般有"风湿性关节炎""类风湿关节炎""痛风""骨性退行性关节炎""关节损伤"等。这里以临床最为常见的膝关节问题为例，探讨下肢关节问题的康复推拿干预方案。

膝关节在人体活动中起到重要的运动、协调、缓冲的作用，并在静态和动态过程中负重。膝关节问题常见于老年患者，以疼痛、活动不利(关节功能障碍)、关节肿胀、膝软、绞索为主。常言说："人老腿先老，腿老膝先衰"。一般人群在 60 岁以后，在全身的各大关节中，出现问题最早、最多的是膝关节，并与慢性劳损、寒湿侵袭有密切关系。但近年来，由于人们参加体育运动的时间增加，运动过程中出现的膝关节损伤屡见不鲜，且不乏年轻患者。

膝关节的病理改变，可能会出现在膝关节的关节囊，关节软骨，半月板，前、后交叉韧带，与膝关节相连的髌韧带、髌骨、股四头肌肌腱、鹅足腱、腘肌、内外侧副韧带等其他相关的组织结构。这就要求康复治疗师对膝关节的结构，以及在运动过程中的表现、可能出现的症状有清晰的认识，才能够很好地指导康复。

在膝关节康复治疗中出现的相关症状，可能会有不同的思考方式。其内容可以包括膝关节的稳定性、灵活性、力量、耐力、速度等诸多方面。在干预方法上，比如在膝关节疼痛症状和运动训练之间的矛盾，需要治疗师思考适合患者的个性化治疗方式。

一、评估与诊断

(一)静态评估

前侧的触诊可以触诊到髌骨形状、髌腱、胫骨粗隆及半月板；外侧的触诊主要是外侧副韧带、外膝眼、髂胫束，另外也可以触诊到腓骨小头，其是股二头肌的起点处。

肿胀检查：对双侧膝关节进行外形对比，观察是否存在局部或整体肿大。

浮髌试验：伸膝放松，检查者一手在大腿前侧由近端向远端推挤三次并压在髌上囊处，另一手在小腿前侧由远端向近端推挤三次后，示指轻压髌骨，如有浮动感觉，即感到髌骨被压向下有阻力；松压则髌骨又浮起，为阳性(图 4-24)。

(二)关节活动度与经筋

1.屈曲：下蹲屈曲(功能位)，仰卧位和俯卧位均可检查膝关节屈曲的灵活性(图 4-25和图 4-26)。

2.伸展：当伸展受限时，进行 1 分钟伸

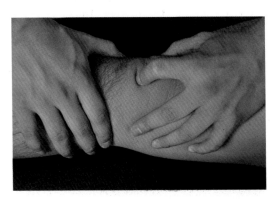

图 4-24 浮髌试验。

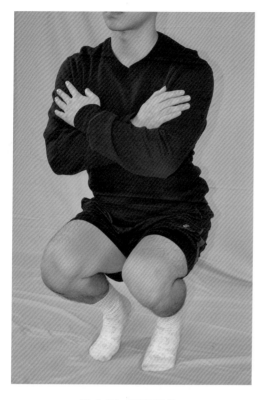

图 4-25　下蹲屈曲。

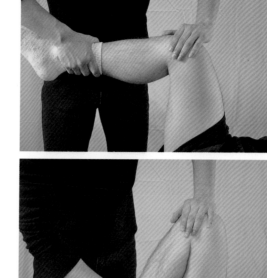

图 4-26　仰卧位膝关节屈曲。

展，若由于肌肉痉挛或疼痛抑制的原因,则可能在 1 分钟后伸直膝关节 (图 4-27 和图4-28)。

3.屈膝 90°内外旋(操作时握住踝关节,避免髋关节应力)(图 4-29 和图 4-30)

4.膝关节抗阻测试:屈/伸(亦可使用坐位抗阻伸膝和卧位抗阻屈膝,图 4-31)。

5.外侧稳定性:伸展位和屈曲 20°位,可查外侧副韧带(LCL)(图 4-32)。

6.内侧稳定性:伸展位和屈曲 20°位,可查内侧副韧带(MCL)(图 4-33)。

☆膝关节活动度与经筋的关系主要体现在活动异常的部位、功能和疼痛上。

● 膝关节前外侧疼痛及功能障碍——足阳明经筋。

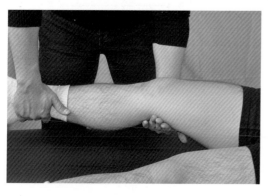

图 4-27　膝关节伸展。

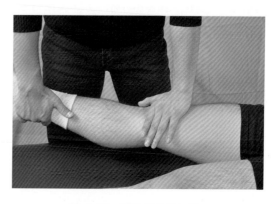

图 4-28　膝关节伸展加压。

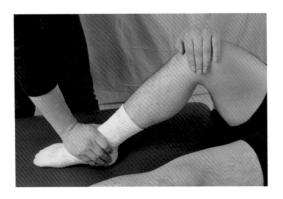

图 4-29 屈膝 90°内旋。

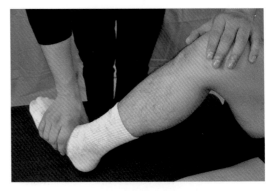

图 4-30 屈膝 90°外旋。

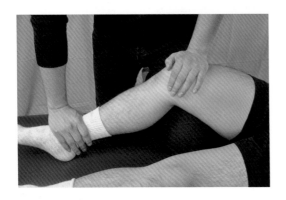

图 4-31 膝关节抗阻测试。

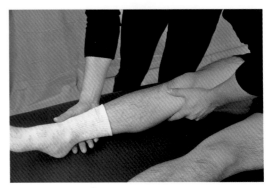

图 4-32 外侧稳定性。

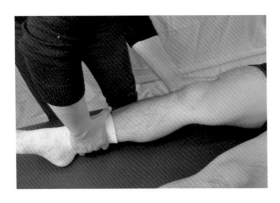

图 4-33 内侧稳定性。

• 膝关节外侧疼痛及功能障碍——足少阳经筋。

• 膝关节后侧疼痛及功能障碍——足太阳经筋。

• 膝关节前内侧疼痛及功能障碍——足太阴经筋。

• 膝关节内侧疼痛及功能障碍——足厥阴经筋。

(三)疼痛

1. 疼痛是膝关节问题中最为常见的症状。与前述的肩关节类似,一般从以下几个方面了解膝关节疼痛性质,但膝关节以步行或负重时疼痛居多。

• 疼痛感受:胀痛/刺痛/跳痛/放电样疼痛。

• 疼痛与活动的关系:静息痛/活动时疼痛/活动后疼痛。

• 疼痛时间性:持续痛/阵发性疼痛/瞬间疼痛/夜间痛。

2.疼痛分级:同颈项部评估。

3.痛点与穴位。

膝关节的隐性痛点需要根据已知痛点（关节局部）所在的肌肉、肌腱或韧带寻找，一般出现在受累肌肉的起止点或肌腹位置，但也可以结合患者功能障碍循经筋所涉及的路线找寻。这些痛点在膝关节问题表现中往往与中医经络学说中的常见穴位较为吻合。例如：

● 膝部局部的内外膝眼、鹤顶、膝关、委中、委阳、阴陵泉、阳陵泉、血海、梁丘、足三里等。

● 循经远处的悬钟、解溪、冲阳、太冲、三阴交、隐白、伏兔、风市、承山、昆仑、太溪等。

可以在治疗时根据患者症状和痛点分布部位进行手法治疗，与针灸治疗中的选穴依据类似。

(四)肌力评估

膝关节肌肉力量对于膝关节行使运动功能间维持稳定都相当重要，对于膝关节肌力评估的方法的实施有重要意义。需要特别指出的是，在患者以疼痛为主要症状时，治疗师往往会建议患者减少运动，导致的结果却是肌力不良和软骨营养不良。因此膝关节适度范围内的肌力训练显得十分重要。

(五)特殊检查

1.前后抽屉试验：屈膝 80°~90°，阳性，可能是 ACL 断裂，也可能 PCL 断裂。

PCL 断裂：有胫骨后移症状，且髌骨下方可能有凹陷，但在肿胀情况下一般看不出；ACL 断裂可用前抽屉检查，患者腘绳肌肌肉紧张，可能造成假阴性。检查时，腘绳肌需要放松。前抽屉可配合后抽屉试验（图 4-34）。

2.重力测试：受试者仰卧放松，检查者将受试者被检查侧髋关节屈曲 90°，一手置于膝关节上方帮助稳定，另一手屈曲膝关节 90°于跟骨下方拖住，观察胫骨是否后移出现凹陷（图 4-35）。

3.Steinmann 测试：触内外膝眼（微屈），找关节缝伸展，半月板前移，疼痛易激惹（半月板前角受到挤压）屈曲，疼痛消失，半月板前角疼痛确诊（图 4-36）。

4.Thessaly 研磨测试：屈膝 20°~30°（更易激惹阳性），后外侧向前内侧连续旋转，向后外侧、内侧挤压，外侧牵拉（骨盆旋转，带动股骨，形成半月板研磨）（图 4-37）。

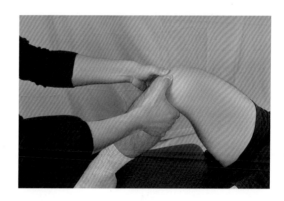

图 4-34 前后抽屉试验。

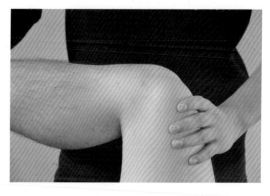

图 4-35 重力测试。

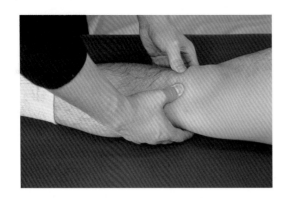

图 4-36　Steinmann 测试。

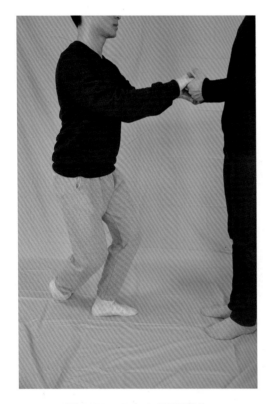

图 4-37　Thessaly 研磨测试。

二、技术方法模块

(一)推拿手法

常用于膝关节治疗的推拿手法包括:

• 应用于软组织层以疏松肌筋的搓揉法、捏拿法、掌推法推下肢,围绕膝关节髌骨周围的揉法或滚法等,或采用膝关节肌肉预拉伸揉法操作。疏松肌筋一般应沿着功能障碍所涉及的经筋进行,以缓解筋肉张力,进而缓解关节内压力(图 4-38)。

• 应用于痛点以行气活血止痛的一指禅推法、按法。在膝关节出现或找到明显痛点或扳机点适宜进行点压止痛,一般可采用一指禅推法循经络推穴道与停留按法相结合的方式,循患者膝关节功能障碍出现的相应经筋实施操作,可取得较好效果。

• 应用于关节以滑利关节的屈伸法、摇法、扳法、拔伸法等。其中需要解释的是:①运动关节类的手法的目的是促进患者粘连的软组织适度松解,增强本体感觉,需要在患者无痛范围内进行,这一点与推拿教科书要求的"在患者能忍受的范围内"不同;②建议拔伸法和扳法配合使用,主要可以起到松弛关节囊,减小关节腔内压力的作用;③屈伸法操作时可以结合关节松动术是关节中心化的操作实施。

(二)关节松动术

膝关节康复治疗中,经常需要考虑是否存在胫股关节去中心化或关节位置异常微动产生的关节软骨过多磨损引发的疼痛。Mulligan 关节松动术体系将患者主动运动与关节中心化调整相结合。治疗师徒手或使用

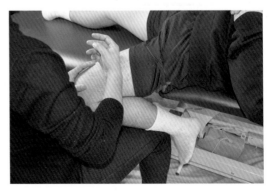

图 4-38　股四头肌预拉伸揉法。

关节松动带绑缚辅助推动,尝试使膝关节中心化,并以此为基础状态,嘱患者从 0° 开始自主进行屈伸运动(图 4-39)。

(三)牵伸术

- 针对关节膝关节本身的拉伸:在膝关节屈曲 20°~45°,在不同体位下,通过采取纵向拉伸的方式,使得膝关节关节囊松弛,以减轻膝关节内的压力(图 4-40)。

- 针对肌肉的拉伸:考虑跨过关节的肌肉,如股四头肌、腘绳肌、腓肠肌,因为这些肌肉持续的张力和运动时的肌力过强,导致膝关节腔内压力过大,产生异常的磨损,因此将股四头肌等拉伸松弛,对缓解一部分患者膝关节内的压力可以起到明显的作用。

(四)运动康复

- 肌力训练:对于膝关节肌肉力量比较弱,影响日常运动的患者,在康复过程之中,肌肉力量和肌耐力的训练至关重要。对于能力比较差的患者,可以选择先做开链的膝关节屈伸运动。再逐步增加强度,做闭链运动,再逐步负重的闭链运动。

- 稳定性训练:膝关节在运动过程中的稳定性至关重要,肌力训练对于膝关节稳定只是一个方面,通过对整体下肢的神经反馈机制的训练,以及前馈训练更是膝关节稳定性提高的重要方面。例如,本体感觉的提高,深层肌肉的激活(腘肌锁定机制的激活)、膝关节重置,以及在不同的平面完成的各种稳

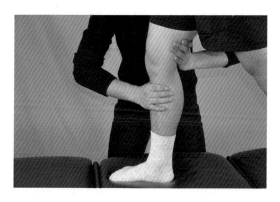
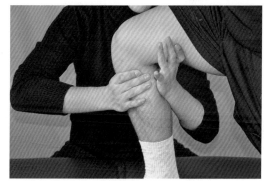

图 4-39　Mulligan 膝关节松动术。

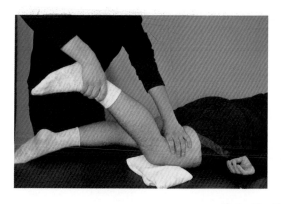
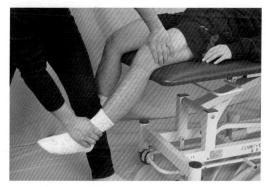

图 4-40　膝关节拉伸。

定性训练和通过用反复快速动作训练模式来完成前馈控制的提高,都是提高膝关节稳定性的极佳途径。

● 推拿功法训练:针对膝关节的推拿功法训练相对比较多,因为中医功法对于"腰腿力量"历来比较重视。认为下盘是力量的根源。可以说凡是涉及有步态运动的动作均可提供给患者进行日常锻炼使用。但对于膝关节而言,更重要的是掌握正确的"腰腿"练习方法,防止膝关节过劳受伤。常用功法包括①八段锦——左右开弓似射雕、调理脾胃须单举、攒拳怒目增气力;②五禽戏——虎戏-虎扑、鹿戏-鹿抵、熊戏-熊晃、猿戏-猿摘、鸟戏-鸟飞;③易筋经——倒拉九头牛、打躬击鼓;④马王堆导引术——凫浴、龙登、雁飞等;⑤太极拳(注意练习太极拳时容易损伤膝关节,应避免马步时膝关节超过脚尖、扭转膝关节,以及蛮力震脚等动作)。

三、干预方案路线图

此部分以路线图的形式提出供参考的临床康复推拿干预路线简图(图4-41)。

☆膝关节康复推拿干预路线简图说明:

1.红旗征

● 严重外伤急性期:骨折、骨裂、韧带撕裂或断裂、关节软骨或半月板一度损伤以上。

● 特异性炎症性关节炎:严重的风湿性关节炎、类风湿关节炎、痛风等。

● 骨质结构先天异常。

2.评估诊断:膝关节评估重点在于对于膝关节"负重"和"运动"双重功能的理解。评估主要涉及膝关节的静态、关节活动度、疼痛症状、肌肉力量,以及肿胀、韧带及软骨等,并结合经筋功能障碍进行评估判断。临床医学中,涉及膝关节障碍的疾病主要包括

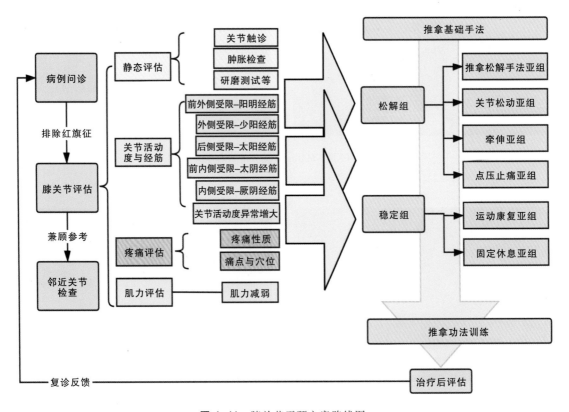

图 4-41　膝关节干预方案路线图。

骨性关节炎和运动损伤等。除此之外,还需结合特异性关节疾病的病理情况作出诊断。

3.灵活性与整体性原则:鉴于膝痛等症状涉及膝关节结构和众多肌肉的复杂性,本方案强调临床个性化治疗。膝关节疾病的中西医方法很多,有些可以推荐,如针灸疗法、敷贴疗法、活血止痛的中医药膏药、肌内效贴布等的使用,营养软骨的氨糖的摄入,润滑剂玻璃酸钠注射等。如非必要,一般仍不建议使用激素类药物和手术方法介入治疗。

同时,在整体上,康复推拿医师还需要考虑膝关节与髋关节、踝关节等关节、相关软组织功能障碍和病理因素之间的关系。

4.康复与推拿融合程度:本路线图中的干预方法主体设计思路是将有利于不同亚组的康复推拿治疗手段融入膝关节推拿治疗过程中。

主要步骤包括:①推拿基础手法;②松解组/稳定组治疗干预;③推拿功法训练。松解组/稳定组又细分不同亚组,以松解组为主,分别采用不同干预技术为主进行治疗。目前需要重点提出的是要加强对于膝痛患者对于膝关节病理生理知识的普及。与之前一样,康复与推拿的融合程度主要依赖于治疗师对康复推拿的理念的深入理解和不断实践。

5.功法应用指导:传统功法和现代运动康复训练技术一样,都可以被看成"双刃剑",即膝关节不训练和训练过度,对于患者都是有害的。患者应在治疗师的建议和监督下进行推拿功法干预。一般情况下,允许患者慢慢尝试在无痛范围内进行小幅度、低强度的练习,需要患者对膝关节"负重"和"运动"的双重功能有深入理解。

参考文献

[1]王晓东,严隽陶.康复推拿课程建设的构想[J].中医教育,2012,31(4):19-21.

[2]王志刚,范永春,刘大立.浅谈康复推拿的学科发展[J].中国康复理论与实践,2011,17(8):796-797.

[3]俞大方.推拿学[M].上海:上海科学技术出版社,1984.

[4]房敏,宋柏林.推拿学[M].北京:中国中医药出版社,2016.

[5]励建安.康复医学[M].北京:人民卫生出版社,2014.

[6]周士枋,丁伯坦.运动学[M].北京:华夏出版社,2012.11.

[7]吕国蔚.医学神经生物学[M].北京:高等教育出版社,2001.

[8]Donald A. Neumann.骨骼肌肉功能解剖学[M].北京:人民军医出版社,2014.

[9]Thomas W.Myers.解剖列车-徒手与动作治疗的肌筋膜经线[M].北京:北京科学技术出版社,2016.

[10]侯春福,韦嵩.经筋理论与临床应用研究进展[J].现代中西医结合杂志,2013,22(16):1819-1821,1824.

[11]董宝强,李春日,黄凤云,等.从经筋治痛谈经络起源[J].中国针灸,2011,31(8):711-713.

[12]秦伟凯,赵勇,张宽."以痛为腧"经筋病证痛点机制探讨[J].北京中医药,2011,30(9):675-678.

[13]谢娇,吴安林,杨程,等.论中医经筋学说与肌筋膜链理论的关联性[J].湖南中医杂志,2019,35(4):113-114.

[14]李武,蒋全睿,艾坤,等.指按法操作参数理论探讨及力学分析[J].中华中医药杂志,2019(12).

[15]艾珏萍,罗婷,吴安林,等.小鱼际滚法对组织机化期骨骼肌钝性损伤家兔 Fibronectin-1 与 CTGF-1 表达的影响[J].湖南中医药大学学报,2020,40(02):204-208.

[16]吴安林,艾珏萍,谢秀惠,等.推拿对骨骼肌损伤组织机化期 TGF-β1、IL-6 及 TNF-α 的影响[J].湖南中医杂志,2020,36(02):136-138.

[17]Thomas F. Bergmann.. 美式整脊技术原理与操作[M].王平,译.天津:天津科技翻译出版社,2013.

[18]张建佳,彭亮.十二五规划视听教材《推拿练功之八段锦》[M].北京:人民卫生音像出版社,2011.

[19]龙专,彭亮,齐新宇.养生功法:马王堆导引术便携卡[M].北京:中国中医药出版社,2020.

[20]Thomas W. Mayors.解剖列车-徒手与动作治疗的肌筋膜经线[M].关玲等,译.北京:北京科学技术出版社,2016.

[21]Carla Stecco.人体筋膜系统功能解剖图谱[M].王行环等.北京:北京科学技术出版社,2017.

[22]Ruth Duncan.体育运动中的筋膜松解术[M].韩臣,译.北京:人民邮电出版社,2018.

[23]Robbert Schleip,Amanda Baker.运动筋膜学[M].关玲,译.北京:人民卫生出版社,2017.

[24]罗伯特·E.麦卡蒂,杰夫·莎兰德.易化牵伸术[M].矫玮,译.北京:人民体育出版社,2010.

[25]Susan Adler,Dominiek Bechers,Math Buck. 实用PNF治疗(第四版)-本体感觉神经肌肉促进技术图解指南[M].留钦刚,译.北京:华夏出版社,2018.

[26]Alexander S. Nicholas,Evan A. Nicholas. 整骨技术图谱(第三版)[M].张宏,译.北京:世界图书出版公司,2020-1.

[27]Freddy M. Kaltenborn.关节徒手松动术[M].何兆邦,译.中国台湾:合记图书出版社,2015.01(1).

[28]Brain R. Mulligan.徒手治疗—脊椎、四肢动态关节松动术[M].吴定中,谭仕馨,陈韵秋,译.中国台湾:合记图书出版社,2014.

[29]吉佳佳.MTT 主动医疗康复在整个康复过程中的积极作用[J].中外女性健康研究,2017(12):84-85.

[30]王勇,钱斌斌.MTT康复技术的研究进展[C].//中华中医药学会.中华中医药学会运动医学分会首届中医运动医学学术交流大会论文集,2015:86-95.

[31]刘刚.医学运动康复训练要素和基本方法[J].康复学报,2018,28(6):7-10,20.

[32]刘传耀,范思佳,刘璐,等.医学运动康复技术结合美式整脊手法治疗神经根型颈椎病的疗效观察[J].临床医学工程,2018,25(7):881-882.

[33]MTT医学运动康复技术的骨科康复应用方案[C].//广东省医学会.第六届粤港澳台物理医学与康复学学术会议暨2015年广东省医学会物理医学与康复学学术年会论文集,2015:308-313.

[34]陈良华,刘刚,陈俊琦,等.MTT在跟腱断裂术后康复的应用:附1例病例报告[C].//广东省医学会.第六届粤港澳台物理医学与康复学学术会议暨2015年广东省医学会物理医学与康复学学术年会论文集,2015:352-353.

[35]MTT(Medical Training Therapy)骨科应用方案[C].//广东省医学会.第六届粤港澳台物理医学与康复学学术会议暨2015年广东省医学会物理医学与康复学学术年会论文集,2015:314-317.

[36]刘传耀,杨万章,蔡灿鑫,等.医学运动康复技术在膝关节前叉韧带重建术后患者功能恢复中的应用分析[J].中国医学创新,2017,14(36):13-16.

[37]杨莹骊,王亚红,高树彪,等.基于文献计量分析的八段锦临床研究证据[J].中医杂志,2019,60(8):664-670.

[38]袁菊莲,罗伦,赵燕,等.八段锦锻炼联合常规康复疗法在老年神经根型颈椎病患者康复治疗中的应用[J].中医正骨,2019,31(8):25-30,34.

[39]徐星星,韩璐,马琳,等.八段锦锻炼联合推拿对非急性期腰椎间盘突出症患者腰痛和生活质量的影响[J].中医正骨,2018,30(12):18-22.

[40]程自银.站式八段锦与坐式八段锦的临床应用体会[J].浙江中医药大学学报,2012,36(11):1210.

[41]贾红毅.八段锦锻炼对预防老年人跌倒的研究[D].河北:河北师范大学,2013.

[42]卢泽维.健身气功八段锦对大学生身心健康影响[J].文体用品与科技,2020(11):51-52.

[43]夏锐.八段锦对轻度认知障碍老年人注意力的影响[D].福建:福建中医药大学,2017.

[44]王炎炎.健身气功八段锦的经络健身原理探索和实验研究[D].江苏:扬州大学,2015.

[45]郑贞.习练八段锦对中老年人身体形态和生理机能影响分析[J].当代体育科技,2020,10(2):21,24.

[46]杨程,吴安林,谢娇,等.医学训练式治疗和五禽戏功法训练之结合初探[J].湖南中医药大学学报,2018,38(11):1297-1299.

索 引

本书专属阅读指南

 读者社群
加入读者社群，交流专业知识

 推荐书单
看更多优质书籍，深入学习推拿方法

微信扫码
一键获取全部服务